がんを克服した糖尿病医が考案!

弱った体を修復する

内臓リセット健康法

医師
青木厚

「科学的に正しい運動」

×

「プチ断食」

によって、胃、腸、肝臓、腎臓……。

あらゆる内臓がよみがえる。

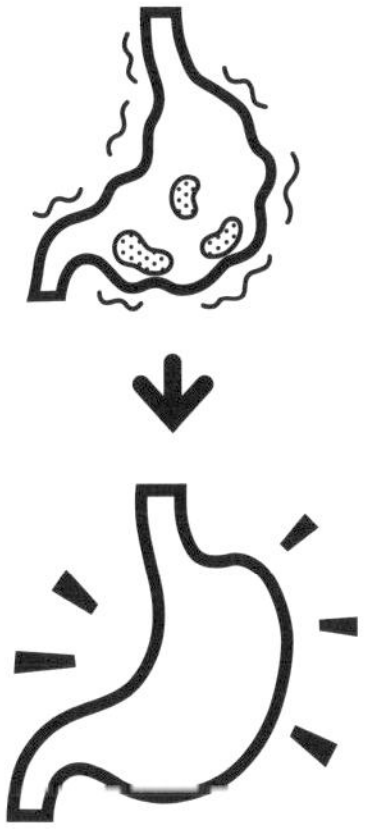

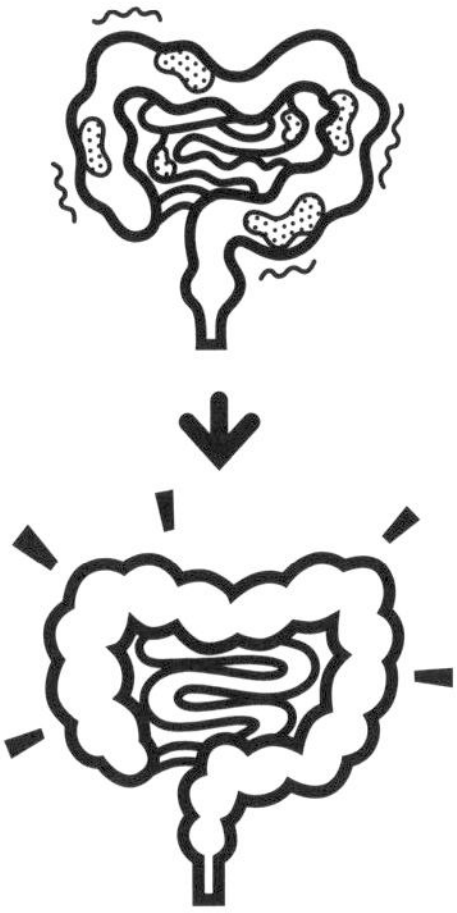

内臓リセット健康法は、最先端のバイオテクノロジーがたどりついた健康の最終結論

私たちの体は、なぜ病気になるのでしょうか。
なぜ老化するのでしょうか。

栄養バランスが悪いから？
体が疲れたから？
ストレスを抱えているから？

年を取ったから？

いずれも間違ってはいませんが、より正確にいうと、
多くの病気や老化は、
細胞の異常や劣化によって起こります。

私たちの体は、約60兆もの細胞によって成り立っており、
それらは日々分裂し、生まれ変わっています。

分裂の際、
細胞は遺伝子（DNA）が持つ情報にしたがって
正確にコピーされますが、

加齢や食生活の乱れ、ストレス、細胞の劣化などにより、遺伝子が傷つくと、細胞のコピーミス（突然変異）が起こります。突然変異を起こした細胞が数多く生き延びて塊《かたまり》になったものが、がんです。

また、各細胞の中のミトコンドリアという器官は、糖や脂肪酸からエネルギーを作り出す働きをしますが、その際、細胞を酸化（錆《さ》び）させる活性酸素も発生します。

そして、やはり加齢や食生活の乱れ、

ストレスなどにより、
細胞が劣化し、ミトコンドリアの質や数が低下すると、
活性酸素が多く発生し、
さらに細胞が劣化し、機能が衰えて、
疲労やさまざまな体の不調、
老化などが引き起こされます。

しかし、細胞さえ正常に作動していれば、
私たちは常に健康でいられるはずです。

では、どうすれば細胞を正常な状態に
保てるのでしょうか。

ポイントとなるのは、
人体の奇跡ともいえる「オートファジー」です。
2016年にノーベル生理学・医学賞を受賞した
大隅良典《おおすみよしのり》東京工業大学栄誉教授の
「オートファジー研究」が発端《ほったん》となり、
現在、世界中の研究者がこぞって
「オートファジー」による人体への影響を研究しています。

「オート」は「自己」で、ファジーは「食べる」。
単純に言えば、細胞が自分自身を食べ、
新しく生まれ変わること。

詳しくは本文で解説しますが、
オートファジーとは、
「古くなった細胞を新しくする奇跡のメカニズム」
といえます。

オートファジーのすごいところは、
細胞内で古くなったり壊れたりした
タンパク質、ミトコンドリアなど、
老化、病気の原因となる因子を除去してしまうことです。

体にとって不要なものや老廃物《ろうはいぶつ》が一掃され、

細胞や組織、器官の機能が活性化します。

そして、胃、腸、肝臓、腎臓といった内臓、
さらには心臓、肺、脳などが
細胞レベルでよみがえっていきます。

しかし、残念なことにオートファジーは、
加齢によって低下することがわかっています。

オートファジーの機能が低下し、
体内に傷ついた細胞、老化した細胞が
たくさん残るようになったら……。

心身にさまざまな不調が現れたり、老化が進んだり、
といったことが、起こりやすくなるでしょう。

逆に、常に健康でいたければ、
オートファジーを誘導《ゆうどう》し、
内臓を正常な状態に保つことが重要です。

本書でお伝えする「内臓リセット健康法」は
医学的に正しい方法で、
このオートファジーを誘導。
体内の細胞をよみがえらせることで、
「人生100年時代」を生きるみなさんの

健康を守ろうという健康法です。

なお、近年、世界中の研究者が研究を重ね、新しいことがたくさんわかってきました。

○オートファジーが起きないと脂肪肝《しぼうかん》になる

○オートファジー効果が高まれば、心臓の細胞が正常に保たれ、心臓病のリスクが下がる。

など、体のあらゆる箇所でオートファジーの重要性が報告されています。

世界中の研究者がこぞって研究している
バイオテクノロジーの神秘の扉を開け、
体の内側から、細胞レベルで健康を保つ方法を
知ってください。

はじめに

最新医学がたどりついた健康の新常識。内臓リセット健康法で細胞がよみがえる

みなさん、こんにちは。青木厚です。

私は内分泌代謝《ないぶんぴつたいしゃ》や糖尿病を専門とする医師です。

大学病院などでの勤務を経て、2015年、さいたま市にクリニックを開設し、日々、風邪をひかれた方から生活習慣病の方まで、数多くの患者さんの体と向き合っています。

糖尿病などに関する研究や、患者さんの治療を通して学んだこと、私自身が舌がんになった際の経験などを踏まえて2019年に出版した『「空腹」こそ最強のクスリ』（アスコム刊）はおかげさまで版を重ね、2020年9月時点で発行部数は22万部

となりました。

『「空腹」こそ最強のクスリ』は、一日3食の生活によって体が受けるダメージや、一日に**16時間の「空腹の時間」を作って「オートファジー」を誘導する**ことにより、心身にもたらされるさまざまなメリットについて書いた本です。

なお、第1章で詳しくお話ししますが、オートファジーとは、簡単に言うと、「古くなったり壊れたりした細胞内のタンパク質を集め、分解し、それらをもとにエネルギーを作る」という、体のシステムのことです。

オートファジーが起こると、古くなった細胞内のミトコンドリア（呼吸を行い、エネルギーを作り出す重要な器官）も分解されて生まれ変わり、体にとって不要なものや老廃物が一掃《いっそう》され、細胞や組織、器官の機能が活性化します。

そして、今、みなさんが手にしている『内臓リセット健康法』は、『「空腹」こそ最強のクスリ』の実践編《じっせんへん》となっています。

一日のタイムスケジュール

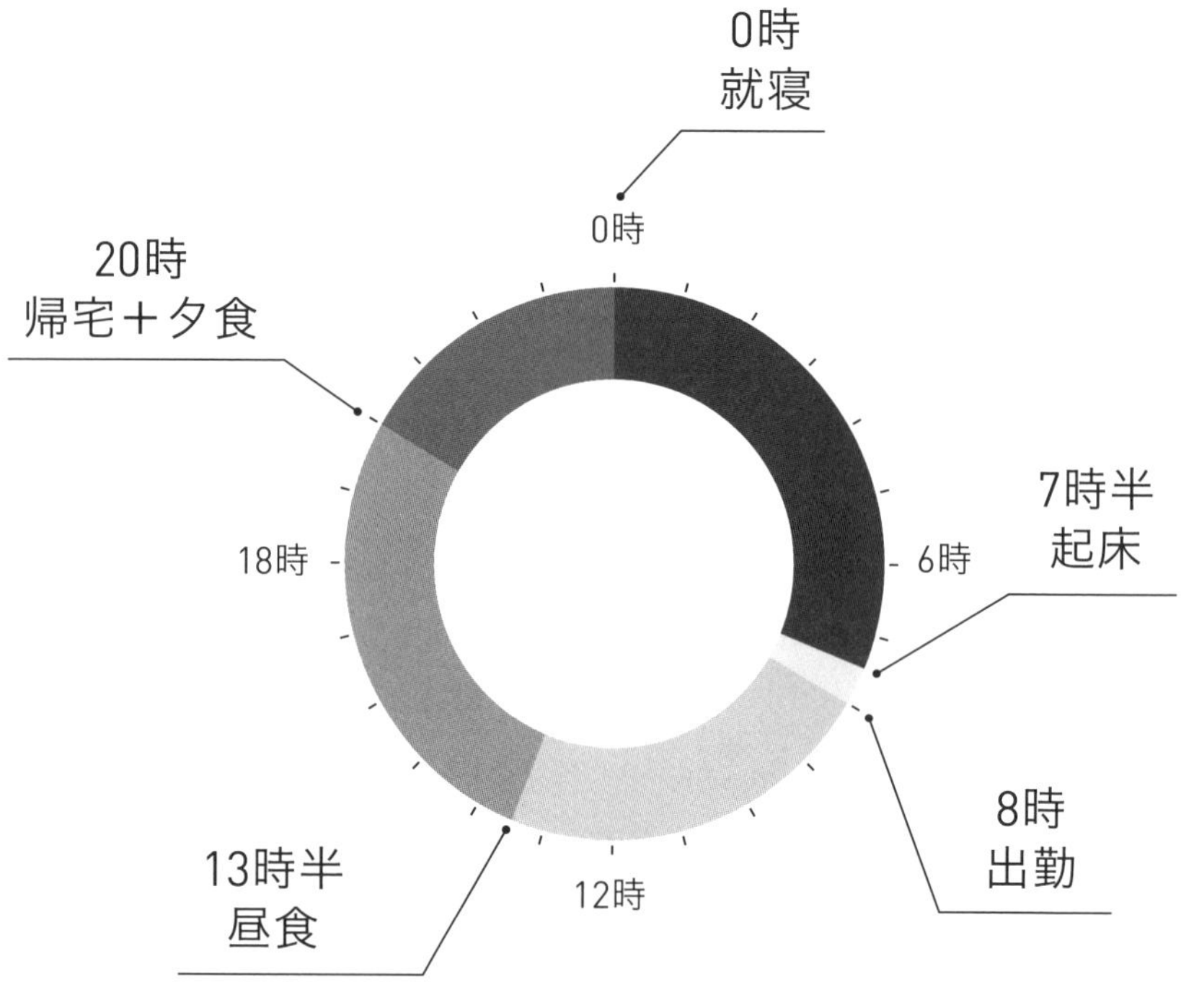

前著を執筆した時点では明らかになっていなかった、最新医学による研究などを踏まえ、より良いオートファジーの誘導の仕方や、空腹の時間を作りつつ科学的に正しい運動を行い、筋肉量を保ち、内臓の働きを活発にし、免疫力を高めることの重要性などをお伝えしていきます。

まず、次の図をご覧ください。
これは、私の一日のタイムスケジュールです。

もしかしたらみなさんは、「普通に朝起きて、仕事して寝ているだけじゃないか」と思われるかもしれませんね。

しかしここには、オートファジーを誘導し、細胞を生まれ変わらせるための重要な、しかし誰にでもできる簡単なポイントが詰まっています。

その**ポイントとは、「食事をとるタイミング」**です。

・朝食は毎日カット。
・月～土曜日の昼食は13時半ごろ、夕食は20時ごろに食べる。
・日曜日は昼食もカット。

つまり私は、月～土曜日に17時間程度、日曜日に24時間の「空腹の時間」を作っているのです。

ちなみに、以前は月～土曜日は朝食をとり、昼食をカットしていたのですが、最近は、患者さんが多い午前中に頭をすっきりさせ、パフォーマンスを上げるため、朝食をカットし、簡単な昼食をとっています。

これも第1章で詳しくお話ししますが、オートファジーは、最後にものを食べてから12時間が経過したころから始まります。

このタイムスケジュールでいうと、月～土曜日の夕食の食べ終わりが20時過ぎになりますので、翌日の朝8時過ぎからオートファジーが始まり、昼食を食べるころには、体内のあらゆるところでオートファジーが起きていることになります。

いかがでしょう。

朝食をカットする。

ただそれだけで、人体の奇跡ともいえるオートファジーが働き、午前中いっぱい、**体の中の細胞が新しく生まれ変わり、細胞内のゴミ（不要なものや老廃物）が除去**され、さまざまな内臓の不調がリセットされます。

心身の不調や病気、老化現象の多くは、細胞が劣化したり、働きが悪くなったり、細胞内にゴミがたまったりすることで起こります。

しかし、まとまった空腹の時間を作り、オートファジーを誘導することで、それらを遠ざけることができるのです。

なお、私は、かつて舌がんを患ったことがあり、がんの再発を防ぎたいという思いもあって、毎日この生活を続けていますが、みなさんがいきなり毎日、朝食をカットするのは難しいでしょうし、無理をして体を壊したり、すぐにやめてしまったりしては、元も子もありません。

まずは週に一日、土日いずれかの朝食をカットし、まとまった空腹の時間を作ってみることをおすすめします。

「空腹の時間」×「科学的に正しい運動」が人を最も健康にする

さて、ここまでは、空腹の時間を作り、オートファジーを誘導することのメリットについて、簡単にお話ししてきましたが、オートファジーに関する研究で、新たにわかってきたことがあります。

それは、**「空腹の時間を作ると同時に、運動をすること」の重要性**です。

実は、空腹の時間中に運動を行うとオートファジーが活発化すること、運動によって筋肉を動かすと、その部分にオートファジーが起こりやすくなることが、近年明らかになってきたのです。

運動といっても、アスリートのように本格的な筋トレをしたり、走ったりする必要はありません。

1回あたり20分程度、全身の筋肉を軽く動かす程度の運動を、土日いずれかの空腹の時間中に1回と、平日に1回やれば十分です。

それだけで、オートファジーが全身に、活発に起こるようになります。

なお、週に2回、簡単な運動を行う目的は、ほかにもあります。

その目的とは**「筋肉量の低下を防ぐこと」**です。

空腹の時間を作り、オートファジーを誘導したり、内臓を休めたりすることは、健康面に大きなメリットをもたらしますが、一つだけ欠点があります。

それは、筋肉量が低下することです。

私たちの体は、ふだん、食べものによって得た糖質を分解し、活動のためのエネルギー源としています。

糖質はタンパク質などに比べて分解されやすく、エネルギーに変わりやすいからです。

しかし、ものを食べない時間が長く続くと、血液や筋肉、あるいは肝臓の中に蓄《たくわ》えられていた糖質が分解され、枯渇《こかつ》します。すると体は、今度は筋肉（タンパク質）を分解してエネルギー源にしようとするため、筋肉が落ちてしまうのです。

そして、第2章でお話しするように、筋肉量が低下すると、体には「疲れやすくなる」「基礎代謝量が落ち、体温が下がって免疫力《めんえきりょく》が低下したり、太りやすくなったりする」「姿勢が悪くなり、内臓の働きも悪くなる」「骨がもろくなる」など、さまざまな影響が表れます。

せっかくオートファジーによって細胞が生まれ変わっても、筋肉量が低下し、体を壊してしまったら、意味がありません。

また、筋肉量は加齢によっても低下します。

高齢者の場合、筋肉量が低下すると外出がおっくうになり、体を動かさなくなるため、ますます筋肉量が低下する……といった悪循環《あくじゅんかん》が起こりやすく、その結果、寝たきりになってしまう人もいます。

空腹の時間を作ることや加齢に伴う筋肉量の低下を防ぎながら、オートファジーをよりいっそう促し、健康を維持《いじ》する。

そのためには、全身の筋肉を動かすことができる、科学的に正しい簡単な運動を、定期的に、継続して行う必要があるのです。

舌がんになった私も
この方法で健康を取り戻した

ちなみに、私も「空腹の時間」によって、健康な体を手に入れた一人です。

私が空腹の時間の重要性を知り、日々の生活に取り入れるようになったのは、2010年、40歳のときに、舌がんになったのがきっかけでした。

幸い、ステージ1の早期で発見できたため、がん自体は手術によって取り除くことができましたが、「舌がんが再発したらどうしよう」「ほかのがんにかかったらどうしよう」という不安は、どうしてもつきまといます。

そこで私は、PubMed（アメリカ国立衛生研究所のアメリカ国立医学図書館）の医学論文のうち、「がん予防」に関するものを読みあさり、「どうすれば、がんの再発や、新たながんの発症を防ぐことができるか」を必死で調べ、**がんを発症する主な原因が「細胞の質の劣化」と「免疫力の低下」**にあると知りました。

私たちの体の細胞は日々、分裂を繰り返しています。

分裂の際、細胞は遺伝子（DNA）が持つ情報にしたがって正確にコピーされるのですが、外部からの刺激や細胞の質の劣化などによってDNAがダメージを受けると、細胞のコピーミス（突然変異）が起こります。

突然変異を起こした細胞のうち、死ぬことができず、とめどなく分裂を繰り返すものが、がん細胞です。

個人差はあるものの、人の体内では毎日、約5000個ものがん細胞が生まれています。

しかし、それらが塊としての「がん」にならないのは、免疫細胞の一種であるNK（ナチュラルキラー）細胞が、がん細胞を発見しては殺しているからです。

がんを予防するためには、

・細胞の質の劣化を食い止め、細胞のがん化をできるだけ少なくすること
・ＮＫ細胞の活性を上昇させること

が重要だと気づいた私は、さらに研究を重ね、一日のうちに16時間程度、ものを食べない時間を作る「間欠的断食《かんけつてきだんじき》」（空腹の時間を作ること）によってオートファジーを誘導し、細胞を新たに生まれ変わらせることが、細胞の質の劣化を食い止めるうえでも、ＮＫ細胞の活性を高めるうえでも非常に効果的であるという結論にたどりつき、実践することにしました。

しかし、そのままではどんどん筋肉量が減ってしまうため、私は空腹の時間を作るのと並行して、朝と夜に、簡単な自重《じじゅう》運動（腕立て伏せ、腹筋、背筋）をやることにしました。

さらに、さまざまな論文や文献《ぶんけん》を読んだところ、乾布摩擦《かんぷまさつ》や日光浴、深呼吸などが免疫力アップにつながることもわかったため、毎朝、それらを日課として必ず行うようにしています。

こうした生活を続けた結果、約10年たった今も、舌がんについては再発の兆候はありません。

また、舌がんを患ったころは**17%だった体脂肪率が、現在は6・5%**まで落ち、髪の毛も豊かになって、実年齢よりも若く見られるようになりました。

風邪もひかなくなりました。

かつての私は、月に一度は風邪をひいていましたが、空腹の時間を作るようになってからは風邪をひいたことも、インフルエンザにかかったこともありません。

これも、ＮＫ細胞の活性が上がり、ウイルスを退治してくれているからです。

なお、私が運動を始めたのは、あくまでも「筋肉量をキープするため」でしたが、すでにお伝えしたように、最新の研究で、「空腹時に運動を行うと、オートファジーがより活発化する」ことが明らかになっています。

空腹の時間を作り、オートファジーによって、古くなったり質が低下したりした細胞を新しく生まれ変わらせること

×

科学的に正しい簡単な運動を行い、筋肉量をキープしつつ、オートファジーをより活発化させること

それこそが、私ががんを克服する過程で、さまざまな医学論文をもとにたどりついた、免疫力を高め、人を健康にする、最強の方法なのです。

CONTENTS

はじめに　14
最新医学がたどりついた健康の新常識。
内臓リセット健康法で細胞がよみがえる……14
「空腹の時間」×「科学的に正しい運動」が
人を最も健康にする……20
舌がんになった私も
この方法で健康を取り戻した……24

第1章
一日3食をやめ、弱った内臓を修復
～細胞レベルで健康な体に生まれ変わる～

どうすれば私たちは
内臓の健康を取り戻せるか……36
「一日3食」の習慣は
「食べすぎ」と内臓の疲労を招く……44
現代の日本人の多くが糖質過多。
糖尿病、がん、脂肪肝の原因に……56

食べすぎが招く最大のリスクは脂肪。心臓、血管への負担が増大する …… 64
朝食を抜くだけの「プチ断食」に挑戦。内臓疲労が改善し、細胞が生まれ変わる …… 70
どうしてもお腹がすいたらナッツを食べて、無理なく楽しく空腹の時間を過ごす …… 78
内臓リセット健康法を実践した人々の声。ヘモグロビンＡ１c、血圧、体重など多くの症状が改善した …… 84

第2章
胃、腸、肝臓、腎臓、脳…
〜内臓リセット健康法の奇跡の効果〜

胃　消化機能の不調が解消 …… 94
腸　腸内細菌、血糖値をコントロール …… 98
肝臓　脂肪肝を防ぐ …… 102
腎臓　慢性腎臓病、炎症を予防 …… 106

心臓　動脈硬化を防ぎ、心筋細胞を保護 110
肺　正しい呼吸を維持する 116
脳　脳血管障害やパーキンソン病、うつなどを予防する 120

第3章

自宅でできる！ カンタンな運動で筋肉量アップ！

〜オートファジーを加速させる〜

筋肉量が落ちるだけで、心と体にこれだけの不調が表れる 126
コロナ禍で、筋肉量や免疫力が落ちた人が増えている 136
下半身、上半身、重要な筋肉を動かす科学的に正しい運動とは 140
7つの運動をやるのは週2回でOK！ 1回20分程度を目標に！ 145

筋肉を鍛えずにいると、体にはこんなリスクが！ …… 147
7つの運動は、この筋肉に効く！ …… 148
下半身の運動 Exercise 1 トゥ・レイズ …… 150
下半身の運動 Exercise 2 ふくらはぎの運動 …… 152
下半身の運動 Exercise 3 ワイド・スクワット …… 154
上半身の運動 Exercise 4 背中の運動 …… 156
上半身の運動 Exercise 5 胸と腕の運動 …… 158
内臓を刺激する運動 Exercise 6 お腹の運動① …… 160
内臓を刺激する運動 Exercise 7 お腹の運動② …… 162
いつでも、気が向いたときに
筋肉を柔らかくする5つの基本ストレッチ …… 164
基本のストレッチ❶ 太ももの前側のストレッチ …… 166

基本のストレッチ❷ 太ももの裏側のストレッチ……168
基本のストレッチ❸ 内もも・腰のストレッチ……170
基本のストレッチ❹ お尻のストレッチ……172
基本のストレッチ❺ 腰・全身のストレッチ……174
週2回の運動で、こんなに健康に！ 実践者の声……176

第4章

内臓リセット健康法を実践！

～医師がすすめる1週間の過ごし方～

プチ断食、運動をするなら。これが理想のスケジュール！……180
朝断食に慣れてきたら、より効果の高い夜断食にチャレンジしよう……188

第5章

内臓リセットに一日10分の朝活を加えて
～最強の免疫力を手に入れよう～

カンタンにできる朝の4つの習慣で、免疫力がアップする …… 194
乾布摩擦で免疫細胞を活性化させ、病気知らずの体に！ …… 196
丹田呼吸で自律神経を整え、代謝を促し、幸せホルモン「セロトニン」の分泌を増やす …… 204
日光浴とリズミカルな運動で、セロトニンの分泌と活性化ビタミンDの合成を促す …… 212
おわりに 217

第 1 章

一日3食をやめ、弱った内臓を修復

～ 細胞レベルで健康な体に生まれ変わる ～

どうすれば私たちは内臓の健康を取り戻せるか

『弱った体を修復する内臓リセット健康法』。

このタイトルを見て、みなさんの中には「内臓リセットとはどういうことだろう」「どうやって弱った体を最短で修復するんだろう」と思った人もいらっしゃるのではないでしょうか。

答えはきわめてシンプルです。

週1回、まとまった空腹の時間を作ること

×

週2回、科学的に正しい簡単な運動を行うこと

この組み合わせが、内臓の疲れをとり、機能を高め、あなたの弱った体を細胞レベルで修復し、心身の不調や病気を遠ざけてくれるのです。

では、空腹の時間を作ること、科学的に正しい運動を行うことで、体に何が起こるのでしょうか。

簡単にお話ししておきましょう。

空腹の時間を作るというのは、具体的には、睡眠時間を含めた「ものを食べない時間」を16時間以上作ることです。

それによって得られる効果としては、主に、次の3つが挙げられます。

①内臓の疲れがとれる。
②脂肪が分解される。
③オートファジーが活発化する。

まず、①についてですが、おそらくみなさんの中には、「健康のためには、一日3回、決まった時間に食事をとることが大切だ」と思っている人もいらっしゃるのではないかと思います。

しかし残念ながら、それは間違いです。

胃腸や肝臓は、私たちが食べたものを何時間もかけて消化します。

一日3回、数時間おきに食事をしていると、食べものがひっきりなしに運ばれてくるため、内臓はフル回転で休みなく働き続けなければならず、疲弊《ひへい》します。

その結果、内臓の働きが低下し、老廃物を排出できない、免疫力が低下するなど、さまざまな問題が生じるのです。

まとまった空腹の時間を作れば、胃腸、肝臓などが休むことができるため、こうした問題が解消されやすくなるわけです。

次に、②についてですが、私たちの体はふだん、脳や筋肉、内臓などを動かす際、糖質が分解されるときに発生するエネルギーを利用し、余った糖質を筋肉や肝臓、脂肪細胞に蓄えています。

ところが、ものを食べずにいると、その間に血液中の糖質がエネルギーとして消費され、最後にものを食べてから12時間ほどたつころには、筋肉や肝臓に蓄えられたグリコーゲン（糖質の塊）も完全に消費されてなくなり、体は、脂肪を分解して（燃焼させて）エネルギーを作り出そうとします。

つまり、**空腹の時間が長くなればなるほど、脂肪がどんどん分解される**わけです。

さて、今までお話ししてきた①や②だけでも、内臓リセットの効果はかなり大きいのですが、③のオートファジーにはそれらをはるかに上回る効果があります。

オートファジーとは、「Ａｕｔｏ＝自分自身」と「Ｐｈａｇｙ＝食べる」という、2つの単語が組み合わさった言葉で、細胞内の古くなったタンパク質が新しく作り替えられることを意味します。

私たちの体は、約60兆もの細胞でできており、細胞は主にタンパク質で作られています。

日々の生活の中で、古くなったり壊れたりしたタンパク質の多くは体外に排出されますが、排出しきれなかったものは細胞内にたまっていき、細胞を衰えさせ、さまざまな心身の不調や病気、老化の原因となります。

特に、細胞内のミトコンドリア（呼吸を行い、エネルギーを作り出す重要な器官）が古くなると、体を錆《さ》びさせ、さまざまな病気の原因となる活性酸素が増えるといわれています。

一方で、私たちの細胞はふだん、食べものから栄養を摂取《せっしゅ》し、必要なエネルギー（ATPという物質）を作っています。

ところが、空腹の時間が長くなり、栄養が入ってこなくなると、体は生存するために、「体内にあるもの」でエネルギーを作ろうとします。

そこで、古くなったり壊れたりした、細胞内のタンパク質を集めて分解し、それらをもとにエネルギーを作るのです。

その際、古くなった細胞内のミトコンドリアも分解され、エネルギーを供給するとともに、新たに生まれ変わります。

これがオートファジーであり、オートファジーによって細胞が生まれ変われば、体にとって不要なものや老廃物が一掃され、細胞や組織、器官の機能が活性化し、病気になりにくく若々しい体になります。

さらに、オートファジーには、細胞内に侵入した病原菌《びょうげんきん》を分解・浄化する機能もあり、**健康であるために欠かすことのできない仕組み**だといえます。

ただ、体の中に、食べものによって得られた栄養が十分にある状態では、オートファジーはあまり働きません。

オートファジーは、強いストレスを受けても生き残れるよう、体内に埋め込まれた仕組みであり、体や細胞が飢餓《きが》状態になったときや、低酸素状態になったときに活発化するのです。

具体的には、最後にものを食べてから、やはり12時間ほど経過したころから、オートファジーが始まります（オートファジーをしっかりと働かせるためには、最低16時間程度の空腹の時間が必要です）。

つまり、まとまった空腹の時間を作って初めて、私たちはオートファジーにより、細胞を生まれ変わらせることができるのです。

なお、２０１６年、大隅良典東京工業大学栄誉教授が「オートファジーの仕組みの解明」により、ノーベル生理学・医学賞を受賞したのをきっかけに、世界中の医学界でオートファジー研究がさかんに行われるようになり、『The New England Journal of Medicine』など、**国際的に信頼されている総合医学雑誌にも、間欠的断食と健康**に関する論文がさかんに掲載されています。

特に２０１９年ごろから、「空腹の時間」と「運動」の関係性に注目が集まっています。

実は、**空腹時に運動を行うことで、オートファジーがより活発化**すること、運動によって筋肉を動かすと、その部分にオートファジーが起こりやすくなることが、最近の研究で明らかになったのです。

つまり、**「空腹の時間を作ること×科学的に正しい運動をすること」**は、筋肉量や筋力を維持しながら、内臓の疲れや衰えをリセットし、体を細胞レベルで若返らせることができる、最新の医学研究でも認められている健康法であり、免疫力を飛躍的に高め、さまざまな心身の不調や病気を予防し遠ざけることが可能となるのです。

「一日3食」の習慣は「食べすぎ」と内臓の疲労を招く

◎「一日3食は健康にいい」は、ただの思い込みだった

ここからは、まとまった空腹の時間を作ることで、なぜ、どのような内臓リセット効果が得られるのか、もう少し詳しくお話ししたいと思います。

その前にまず、「現代人の食生活」にどのような問題があり、私たちの体がどのようなダメージを受けているかを、みなさんに知っておいていただく必要があります。

現代人の食生活にはさまざまな問題がありますが、私が特に「体に与えるダメージが大きい」と感じているのが、「一日3食」の習慣です。

私たちは子どものころから「健康のために、一日3食、しっかり食べましょう」という言葉をしょっちゅう聞かされています。

そのため、「一日3食が理想的な食事のとり方である」と思い込んでいる人も少なくないでしょう。

しかし、「一日3食が理想的である」という考え方に確固たる裏付けはありません。

日本で一日3食の習慣が広まったのは、江戸時代からとも、明治維新《いしん》以降ともいわれています。

いずれにせよ、つい最近のことであり、それまでは一日2食が一般的だったのです。

また、1935（昭和10）年に、国立栄養研究所の佐伯矩《さいきただす》医学博士が「日本男子が一日に必要とするエネルギーは2500〜2700キロカロリーである」「それを2食でとるのは難しく、3分割しバランスよくとることで、最も健康に生きることができる」と提唱したことも、一日3食が定着する要因になったといわれています。

これについても、そもそも「2500〜2700キロカロリー」という数字自体が少々多すぎるのではないかと、私は思っています。

日本医師会が発表している基礎代謝量（内臓を動かす、体温を維持するなど、生きるうえで最低限必要な活動に消費するエネルギー量）は、最も高い15〜17歳の男性でも一日1610キロカロリー。

18〜29歳の男性で1520キロカロリー、30〜49歳の男性で1530キロカロリー、50〜69歳の男性で1400キロカロリーであり、女性は各年代とも、男性より100〜400キロカロリー少なめです。

もちろん個人差はありますが、運動などによって消費するエネルギーを考慮しても、成人が一日に必要とするカロリーは、現在では1800〜2200キロカロリー前後であると、一般的に考えられています。

ただでさえ**運動不足傾向が強く、消費カロリーが少ない現代日本人**は、わざわざ一日3度の食事によって、2500～2700キロカロリーものエネルギーをとる必要はありません。

それどころか、たとえば牛丼1杯で約800キロカロリー、ハンバーガーとポテトフライとドリンクのセットで1000キロカロリーを超えるなど、現代人、特に外食が多い人の食事は高カロリーになりやすく、こうした食事を一日3回とることは、明らかに「食べすぎ」「カロリーのとりすぎ」になってしまうのです。

さらに、一日3食は内臓を疲れさせます。

胃腸や肝臓は、私たちが食べたものを何時間もかけて消化します。

たとえば、食べものが胃の中に滞在する時間（消化されるまでの時間）は平均2～3時間、脂肪分の多いものだと4～5時間程度であるといわれています。

また小腸は、胃で消化されたものを5～8時間かけて分解し、水分と栄養分の8割を吸収し、大腸は、小腸で吸収されなかった水分を15～20時間かけて吸収します。

ところが、一日3度食事をすると、朝食から昼食までの間隔は4～5時間、昼食から夕食までの間隔は6～7時間程度となり、前の食事がまだ胃や腸に残っている間に、次の食べものが運ばれてきてしまいます。

すると**胃腸は、休む間もなく消化活動をしなければならず、疲弊**していきます。

年齢を重ねれば重ねるほど、消化液の分泌も胃腸の働きも悪くなりますから、ますます消化に時間がかかるようになり、胃腸も疲れやすくなるという悪循環が起こってしまうのです。

◎胃腸や肝臓の疲れが、さまざまな体の不調や病気を招く

では、内臓が疲れると、体にはどのような影響が表れるのでしょう。

胃が疲れると、胸焼けや胃もたれなども起こりやすくなりますし、腸が疲れ、働きが悪くなると、消化しきれなかった食べものが腸内に残るようになります。

それらはやがて腐敗し、アンモニアなどの有害物質を発生させます。

腸の中には、

・消化を助け健康を維持する働きをする善玉菌《ぜんだまきん》
・腸内を腐敗《ふはい》させ病気の原因を作る悪玉菌《あくだまきん》
・体が弱ると悪玉菌に変わる日和見菌《ひよりみきん》

といった腸内細菌がおり、健康なときは善玉菌が優勢なのですが、腸の中に老廃物や体にとって不要なもの、有害物質などがたまり、腸内環境が悪化すると、悪玉菌が優勢になります。

悪玉菌が優勢になると、腸の働きが悪くなって腸内環境がますます悪化するという悪循環が起こり、便秘や下痢《げり》などが起こりやすくなります。

腸内環境が悪化すると、インスリン抵抗性が増大して肥満になりやすく、糖尿病や高血圧などを発症しやすくなりますし、大腸がんを発症するリスクも高くなります。

また、腸で発生した有害物質が血流に乗って全身にまわると、肌荒れがひどくなったり体臭がきつくなったり、ときにはがんなどの病気が起こる原因となったりします。

それだけではありません。

腸には、体内に侵入した異物（ウイルスや毒素など）や、発生したがん細胞などを排除する免疫細胞の6割以上が存在しているといわれています。

つまり、腸の機能が衰え、腸内環境が悪化すると、免疫力が低下し、風邪や肺炎などの感染症にかかりやすくなったり、アレルギーがひどくなったり、がんなどの病気が発生するリスクが高まったりするのです。

一日3食によって疲れてしまうのは、肝臓も同じです。

肝臓は、腎臓とともに「沈黙の臓器」といわれることが多く、胃腸と違って、ふだん、その存在が意識されることはあまりありませんが、実に働き者です。

・食後、体に入ってきた栄養を、体内で必要なエネルギーに変える。

・消費されずに残った余分なエネルギーを蓄える。

・食べものに含まれていたアルコールやアンモニアなどの毒素を処理する。
・脂肪の消化吸収を助ける胆汁を作る。

など、消化に関するさまざまな役割を一手に担っているのが、肝臓なのです。

そのため、食事の間隔が短く、次から次へと食べものが体内に入ってくると、肝臓はやはり休む間もなく働かなければならず、どんどん疲弊していきます。

疲れにより肝臓の働きが悪くなると、体の調子が悪くなったり、疲れやすくなったりしますし、お酒がおいしく感じられなくなる、食欲が低下する、といったことも起こりやすくなります。

「食べる」という行為は、「食べものを口に入れたら終わり」ではありません。

その後、体の中では、食べものを分解し、栄養を吸収したり不要なものを排出したりするため、さまざまな臓器が一生懸命に働いています。

体にとってはむしろ、食べものがのどを通過してからが「食事」の本番なのです。

そして、私たち人間にまとまった休息が必要であるのと同様、内臓にも、まとまった休息を定期的に与えてあげる必要があるのです。

◎食べすぎは活性酸素を増やし、血流を悪くする

さて、一日3食の弊害としては、ほかに「食べすぎに気づきにくい」ことが挙げられます。

一日3食だと、食事の間隔が短いため、特に前の食事で食べすぎたときや高カロリーなものを食べたときなどは、次の食事の時間がきても、「あまりお腹がすいていない」「体がエネルギーを必要としていない」ということが、しばしば起こります。

そのような場合、本当はちゃんとお腹がすくのを待ってから次の食事をとればいいのですが、決まった時間に食べることが習慣化していると、「今、空腹かどうか」「今、体がエネルギーを必要としているか」といったこととは関係なく食事をとるた

め、**結果的に「食べすぎ」になってしまう**ことが多いのです。

しかも、胃には伸縮性《しんしゅくせい》があり、食べた量に合わせて膨《ふく》らんでいきます。ふだんから慢性的に食べすぎている人の場合、「胃が膨らんでいる状態」が当たり前になっていて、「本来、体が必要としている量」以上の食べものも、どんどん受け入れてしまうのです。

そして、食べすぎは体にさまざまなダメージを与えます。

食べる量が多ければ、消化するのに多くの時間とエネルギーが必要となり、どうしても胃腸や肝臓などに負担がかかります。

特に夜、食べすぎてしまうと、本来休まなければならない内臓が、寝ている間も働かなければならなくなり、睡眠の質も低下します。

食べすぎは、**体内の活性酸素**も増やします。

活性酸素には、「ものを酸化させる（錆びさせる）力」があり、それによって体内に侵入したウイルスや異物などを殺菌・排除しますが、一方で、活性酸素の攻撃は身内（体内のＤＮＡや細胞）をも傷つけます。

活性酸素が増える原因には、ストレスや紫外線、ウイルスや細菌、毒物などといった異物の体内への侵入、過剰な運動など、さまざまなものがありますが、食べすぎも原因の一つだといわれています。

活性酸素が必要以上に増えると、**細胞が酸化したり傷つけられたりするため、細胞の老化が進行し、シワやシミの原因**になったり、がんなどさまざまな病気が引き起こされたりするおそれがあります。

また、食べものから得た栄養分は、血流に乗って全身に運ばれますが、食べすぎによって血液中の栄養分が過剰になると、血液や血管の状態も悪くなります。

食べすぎる人のほとんどは、ご飯や麺《めん》類、パン、甘いものなど糖質の多いものや、肉、油など脂質の多いものをとりすぎている傾向が強く、糖質や脂質を過剰にとれば、血液中の中性脂肪や「悪玉コレステロール」と呼ばれるＬＤＬ－コレステロールが増え、それらは**血管壁に付着**します。

その結果、血管が狭くなって血流が悪くなり、心臓の血流が悪くなれば狭心症《きょうしんしょう》、脳の血流が悪くなれば脳梗塞《のうこうそく》を引き起こすのです。

現代の日本人の多くが糖質過多。糖尿病、がん、脂肪肝の原因に

◎糖尿病のリスクを高める、糖質のとりすぎ

なお、糖質のとりすぎは、ほかにもさまざまなダメージを体にもたらします。

私は医師として、**長年、数多くの糖尿病の患者さん**と向き合ってきました。

その中で痛感しているのが、現代の日本人の多くが「糖質過多」になっており、それが体にさまざまなダメージを与えているということです。

糖質は炭水化物の一部で、ご飯（米）や麺類、パン、甘いものなどに多く含まれています。

たとえば、茶碗1杯の白米（約150g）に含まれる糖質は約50g。

これは、3gのスティックシュガー約17本分に相当します。

私たちは日々、意外なほどたくさんの糖質をとっているのです。


しかも今は、ほぼすべての食べものに糖質が入っています。

スーパーなどで売られている惣菜や加工食品の成分表示を見れば、たいていブドウ糖や水あめなどが含まれているはずです。

それには、理由があります。


人の脳内では、さまざまな神経伝達物質が分泌されていますが、その中に「ドーパミン」や「β－エンドルフィン」があります。

ドーパミンは「脳内報酬《ほうしゅう》系」、β－エンドルフィンは「脳内麻薬」とよばれており、欲求が満たされたときなどに分泌され、人に快感を覚えさせるのですが、その快感が強すぎるために、依存性や中毒性も高いといわれています。

そして糖質は、ドーパミンとβ－エンドルフィンを増やすことがわかっています。

だからこそ、糖質を含んだものは売れやすく、世の中に糖質を含む食べものが増え、私たちもついそれらを選んで食べてしまうわけです。

では、糖質のとりすぎは、体にどのようなダメージを与えるのでしょうか。

最も大きな問題は、「糖尿病になるリスクが高まる」ことです。

糖尿病とは、血液中のブドウ糖の濃度（血糖値）が高くなる病気であり、「1型」と「2型」の2種類があります。

私たちが食事によってとった糖質は、消化・分解されてブドウ糖となり、血流に乗って全身に運ばれますが、血糖値が上がるとインスリンが分泌され、血糖値を下げようとします。

インスリンは、すい臓のランゲルハンス島という部位にある「ベータ細胞」から分泌されますが、何らかの原因でベータ細胞が破壊され、インスリンが分泌されなくなることがあります。

これが1型糖尿病です。

ベータ細胞が破壊されてしまう原因はよくわかっていませんが、免疫細胞が暴走し、ベータ細胞を攻撃するのではないかと考えられています。

一方、食べすぎ（特に糖質のとりすぎ）や運動不足によって、血糖値が高い状態が続くと、**全身の細胞が徐々にインスリンを受けつけなくなる**ことがあります。

するとなかなか血糖値が下がらなくなるため、すい臓はさらにインスリンを分泌しようと頑張りすぎてしまい、疲れ果てて、インスリンを分泌できなくなります。

これが、2型糖尿病です。

1型でも2型でも、**糖尿病がおそろしいのは、数々の合併症を引き起こす点**です。

インスリンの分泌が減ったり分泌されなくなったりすると、血糖値が高い状態が続くため、血管が傷つき、出血したり狭くなったりして、さまざまな臓器に障害が生じるようになります。

網膜《もうまく》の毛細血管が出血すれば、網膜症を発症し、失明のリスクが高まります。

腎臓の血管が傷つくと、血液のろ過機能が低下して、老廃物の排出がうまくできなくなる「糖尿病性腎症」を発症します。

ほかにも、糖尿病は狭心症や心筋梗塞《しんきんこうそく》、脳梗塞といった血管障害や認知症、がんなどの発症リスクを高めます。

いたずらに怖がる必要はありませんが、ふだんから、糖尿病を引き起こす原因を遠ざけることは、健康に生きるうえで、とても大事だといえるでしょう。

さらに、**糖質のとりすぎは、自律神経を乱し、心身の状態を不安定**にもします。

タンパク質や脂肪も、体内で分解されるとブドウ糖を生み出しますが、糖質から生まれるブドウ糖の量はけた違いに多く、血糖値を大きく上昇させるため、すい臓はより多くのインスリンを分泌しなければなりません。

しかも現代人の多くは、日々、精製された白米や小麦粉や砂糖を口にしています。

これらの食品から得られる栄養分は、体内での吸収が早いため、血糖値も短時間のうちに急上昇します。

すると、体はあわてて大量のインスリンを分泌し、血糖値が急激に低下します。

特に、**ものを食べた後、すぐに眠くなる人は要注意**です。

もしかしたらあなたは、ふだんから糖質をとりすぎていて、血糖値が上がりやすくなっているかもしれません。

そのような人が糖質をとると、インスリンが過剰に分泌され、一気に血糖値が低い（血液内のブドウ糖が異常に少ない）状態になります。

すると、眠くなったり、だるくなったり、やる気がなくなったりするのです。

糖質のとりすぎは、こうした血糖値の乱高下をもたらし、心身のバランスを不安定なものにするわけです。

◎糖質のとりすぎが脂肪肝や肝炎、肝臓がんの原因になる

糖質のとりすぎは内臓にもさまざまなダメージを与えますが、中でも大きな影響を受けるのは肝臓かもしれません。

私たちが摂取した糖質のうち余分なものは、インスリンの働きにより、肝臓で中性

脂肪に作り替えられ、貯蔵されます。

ところが、糖質をとりすぎると、エネルギーとして使いきることができず、余分な糖質はどんどん中性脂肪に変わっていきます。

さらに、**運動不足や加齢による基礎代謝の低下**などによって、日々のエネルギー消費量が減ると、脂肪に変わる糖質はますます増え、必要以上の脂肪が肝臓にたまっていきます。

その結果、肝臓に異常な量（肝細胞の30％以上）の脂肪が蓄積されてしまった状態を「脂肪肝」といいます。

脂肪肝になると、過剰に増えた脂肪が肝細胞に蓄積《ちくせき》し、細胞膜の透過性が高くなったり、肝細胞が壊れたりするため、肝臓の細胞の中の酵素が血液中に流れてしまい、血中のＧＯＴ、ＧＰＴ（本来は肝臓の細胞の中にある酵素）などの数値が上昇します。

また、**脂肪肝には、肝炎を発症しやすい**という特徴もあります。

特に、糖質のとりすぎなど、アルコール以外の原因による脂肪肝が進行すると、

「NASH」（非アルコール性脂肪性肝炎）を引き起こします。

NASHとは、肝臓に炎症が起こり、線維《せんい》化が進む病気です。線維化した肝臓は硬くなってさらに機能が低下し、肝硬変や肝臓がんといった、命を脅かす病気につながるおそれがあります。

さらに、**脂肪肝の人は、インスリンが効きにくくなる**ため、血糖値が下がりにくく、糖尿病の発症リスクが高くなることもわかっています。

肝臓の脂肪は比較的落ちやすいため、脂肪肝も軽度であれば、原因さえ取り除けば、改善することができます。

ただ、肝臓は腎臓と並んで「沈黙の臓器」とよばれ、痛みなどの症状が出ることがあまりないため、気づいたときにはかなり症状が進んでいる可能性があります。

そのため、定期的に検査を受け、ふだんから、糖質などのとりすぎに気をつける必要があるのです。

食べすぎが招く最大のリスクは脂肪。心臓、血管への負担が増大する

◎脂肪は血管を圧迫し、心臓に負担をかける

これまで見てきたように、食べすぎにはさまざまな弊害《へいがい》がありますが、中でも最も問題なのが「内臓脂肪」です。

食べものによって得られた糖質は、「脳や筋肉、内臓などが働く際のエネルギー源」や「細胞の材料」として体内で使われますが、使いきれずに余った分は、いずれエネルギーとして使用するため、まず筋肉や肝臓に蓄えられます。

ところが、**筋肉や肝臓の貯蔵スペースには限りがあり**、あまりたくさん蓄えることができません。

すると体は、エネルギーを中性脂肪に変え、脂肪細胞に蓄えてしまいます。

脂肪細胞は柔軟性が高く、中性脂肪を取り込んで、もとの数倍の大きさにまで膨れ上がることができます。

これが「脂肪がつく」「脂肪が増える」といわれる状態ですが、このように無限に容量を増やすことができるのは、人体の中では脂肪細胞だけです。

ちなみに、脂肪には大きく分けて、皮下脂肪と内臓脂肪の2種類があります。

皮下脂肪は、文字通り「皮膚の下にある脂肪」で、体表面全体を覆っており、内臓脂肪は内臓周辺に蓄積しています。

全体的に脂肪がついたぽっちゃり体型の人は皮下脂肪が多い人、痩《や》せているのにお腹だけがぽっこりと出ている**「メタボリック体型」の人は内臓脂肪が多い人**であるといえるでしょう。

また、皮下脂肪はどちらかといえば女性につきやすく、内臓脂肪は男性につきやすいともいえます。

さて、脂肪には、エネルギーを貯蔵する以外にも、「体温を維持する」「内臓の位置を保つ」「ホルモンや胆汁《たんじゅう》などの材料となる」「各種ビタミンの吸収を助ける」といった働きがあり、人間にとってなくてはならないものですが、必要以上に増えすぎた脂肪は体にさまざまな悪影響を及ぼします。

まず、脂肪がつき体重が増えると、見た目が変化するだけでなく、足腰に負担がかかって痛めやすくなります。**首まわりの脂肪が増えれば、気道《きどう》が圧迫**され、睡眠時無呼吸症候群に陥る可能性が高くなり、眠りが浅くなるでしょう。

さらに、血液やリンパの流れも悪くなります。

通常、食べものから摂取した栄養は血管から吸収され、体にとって不要なものや老廃物は、血管やリンパ管を通って体外に排出されます。

ところが、肥大化した脂肪が血管やリンパ管を圧迫すると、血液やリンパの流れが悪くなり、**心臓に負担がかかり、高血圧や心不全、むくみの原因**となります。

その結果、心臓病のリスクが高くなる、全身の各器官の働きが悪くなるなど、さまざまな不調が表れるようになるのです。

◎肥大化した脂肪細胞から分泌される悪玉ホルモン

加えて、肥大化した脂肪細胞からは「悪玉ホルモン」が分泌されるようになります。

脂肪細胞には、さまざまなホルモンなどを分泌し、体の機能を調整するといった働きもあり、通常は、

・女性ホルモンの「エストロゲン」
・食欲を抑え、エネルギー消費を増大させる「レプチン」
・傷ついた血管を修復したり、糖や脂肪を燃やしたり、腫瘍《しゅよう》の増殖《ぞうしょく》を抑えたりする「アディポネクチン」

など、**体に良い作用を及ぼすホルモン**（善玉ホルモン）を分泌しているのですが、脂肪が大きくなると、ホルモン分泌のメカニズムが狂って、善玉ホルモンの分泌が減り、代わりに、

・血糖値を上げ、糖尿病にかかるリスクを高める「ＴＮＦ－α」

・慢性炎症を引き起こし、がんや糖尿病、リウマチ発症の原因ともなる「ＩＬ－６」

・血栓（血管内にできる血の塊）を溶けにくくする「ＰＡＩ－１」（パイワン）

など、体に悪い作用を及ぼす「悪玉ホルモン」の分泌が増えます。

つまり、食べすぎによって脂肪が過剰に増えると、悪玉ホルモンの作用により、「血管の傷が修復されない」「血栓が溶けない」「腫瘍が増殖する」「血糖値が高くなる」といったことが起こりやすくなり、**糖尿病、脳出血、脳梗塞や心筋梗塞、がん**などの病気を発症するリスクが高くなるのです。

そして、内臓脂肪は皮下脂肪に比べ、悪玉ホルモンを分泌しやすいことがわかって

います。

ぽっちゃり体型の人よりも、メタボリック体型の人の方が生活習慣病になりやすいといわれているのは、そのためです。

これまで見てきたように、一日3食の食生活や食べすぎ、糖質のとりすぎは、体にさまざまなダメージを与え、そのダメージは、「代謝が落ち、同じ量を食べていても食べすぎになりやすくなる」**「細胞の老化が進み、体内の各器官や血管がもろくなる」**といった理由から、年齢を重ねるごとに、どんどん大きくなっていきます。

では、どうすれば、食べすぎによる害を防ぎ、健康で若々しい体を維持することができるのでしょうか。

その、最もシンプルな解決策となるのが「週に1回、まとまった空腹の時間を作る」という方法です。

朝食を抜くだけの「プチ断食」に挑戦。内臓疲労が改善し、細胞が生まれ変わる

一日3食の習慣からくる食べすぎや、糖質のとりすぎによるさまざまな害から心身を守り、健康や若さを維持するシンプルな方法。

それは、

「ものを食べない時間（空腹の時間）を作ること」

です。

近年、**アメリカの医学界では、空腹（断食）と健康に関する研究**がさかんに進められ、数多くの論文が発表されています。

以前から、「カロリー摂取を控えることが、さまざまな病気を遠ざけ、長生きにつながる」ことはわかっていましたが、これらの論文には、断食をすることが体重や体

脂肪の減少につながること、そして、

・糖尿病
・悪性腫瘍（がん）
・心血管《しんけつかん》疾患《しっかん》（心筋梗塞や狭心症など）
・神経変性疾患（アルツハイマー型認知症やパーキンソン病など）

などの**予防に効果的である**ことが述べられているのです。

では、なぜ「ものを食べない時間を作ること」で、こうしたメリットが得られるのでしょう。

その理由の一つとして、まず、**「内臓がしっかり休むことができる」**ことが挙げられます。

ものを食べない時間を作り、胃腸や肝臓を休ませることができれば、内臓の機能が回復し、腸内環境も改善されて免疫力がアップし、さまざまな体の不調を遠ざけることができるようになります。

最初はつらいかもしれませんが、少しずつものを食べない時間を作ることに慣れ、「空腹力」が鍛えられてくると、あまり食べなくても満足感を得られるようになり、食べすぎることがなくなって、内臓の負担はさらに減ります。

また、最後にものを食べてから12時間ほどたつと、血液中の糖や肝臓に蓄えられた**糖が完全に消費され**、代わりに、脂肪を分解したときに発生する「アセト酢酸《さくさん》」「β－ヒドロキシ酪酸」「アセトン物質」（この3つをまとめてケトン体とよびます）が、エネルギー源として使われるようになります。

つまり、**空腹の時間が長くなればなるほど脂肪が分解**され、増えすぎた脂肪から作られる悪玉ホルモンも発生しづらくなるわけです。

なお、ケトン体には、神経や心筋を保護する作用や抗炎症《こうえんしょう》作用、抗アレルギー作用があり、動脈硬化《どうみゃくこうか》やがんを予防する効果も期待できます。

しかし、「空腹の時間」を作ることによる**最大のメリットは、やはり「オートファジー」**にあります。

すでにお話ししたように、私たちの体の細胞は主にタンパク質で作られており、古くなったり壊れたりしたタンパク質の多くは、日々、体外に排出されます。

ところが、排出されなかったものは細胞内にたまっていき、細胞を衰えさせ、さまざまな心身の不調や病気、老化などの原因となります。

また、細胞内のミトコンドリアが古くなると、活性酸素が増えるといわれています。

一方で、私たちの細胞はふだん、食べものから栄養を摂取し、必要なエネルギー（ATP）を作っていますが、空腹の時間が長くなり、栄養が入ってこなくなると、体は生存するために、「体内にあるもの」でエネルギーを作ろうとします。

そして、古くなったり壊れたりした、細胞内のタンパク質やミトコンドリアを集めて分解し、それらをもとにエネルギーを作り、ミトコンドリアも新たに生まれ変わります。

これが、オートファジーの仕組みです。

オートファジーによって、古くなった細胞が新しく生まれ変われば、体にとって不要なものや老廃物が一掃され、細胞や組織、器官の機能が活性化し、病気になりにくく若々しい体になるわけです。

ただ、オートファジーには、ある特徴があります。

食べものによって得られた栄養が十分にある状態では、オートファジーはあまり働きません。

なぜなら**オートファジーは、体や細胞が強いストレスを受けた際にも生き残れる**よう、体内に組み込まれたシステムであり、細胞が飢餓状態になったときや低酸素状態になったときにこそ、働きが活発化するからです。

では、具体的にはどのくらい「ものを食べない時間」を作り、**細胞を飢餓状態**にすればいいのでしょうか。

私はこれまで、**間欠的断食に関するさまざまな論文**を読み、また血糖値のコントロールに苦しんでいる糖尿病の患者さんたちの治療にあたってきました。

さらに、自分自身でも「プチ断食」を実践し、効果を注意深く観察し、どうすれば「プチ断食」「空腹」の効果を最大限に享受《きょうじゅ》できるかを考えてきました。

その結果、たどりついたのが**「16時間のプチ断食」**です。

みなさんの中には、「16時間のプチ断食」という言葉を見て、「なんだかしんどそう」と思ったり、拒否感を抱いたりする人がいらっしゃるかもしれませんね。

でも、考えてみてください。

みなさん、次のような経験はありませんか？

・仕事や家事、育児などがあまりにも忙しくて、とても食事する時間がなく、ほぼ丸一日、何も食べずに過ごした。

・何時間も食べるのを忘れてしまうぐらい、趣味などにのめり込んだ。

・休日、ほとんど布団の中で過ごし、気がつくと前日の晩以来、何も食べていなかった。

私からすれば、これらも立派な「プチ断食」です。

「グゥグゥと鳴るお腹を必死でなだめながら、丸一日、もしくは何日も水だけで過ごす」などといった過酷なことをする必要はありません。

しかも、毎日プチ断食を行う必要はありません。

私が本書でおすすめするプチ断食の方法は、週1回、土日のどちらかの朝食（または夕食）をカットする。

それだけです。

「休日はいつも10～12時間くらい寝てしまう」という方であれば、あと4～6時間食べずに過ごせば、16時間のプチ断食を達成することができます。

そして、「空腹の時間」以外は、好きなものを食べていただいてかまいません。

たとえ週に一度でも、睡眠時間に加えて何時間か「ものを食べない時間」を作れば、「内臓を休める」「脂肪を減らす」「血液の状態を改善する」といった効果に加え、オートファジーによって細胞が生まれ変わり、一週間に体が受けたさまざまなダメージをリセットできます。

そこに「空腹時の運動」を加えれば、オートファジーはさらに活発化します。

いかがでしょう。

それなら、なんとか実行できそうな気がしませんか？

週に1回のプチ断食（朝食または夕食カット）と、週に2回の運動（1回20分）。

この**最強の組み合わせで体の不調や病気を遠ざけ、いつまでも健康で若々しい体**を手に入れてください。

どうしてもお腹がすいたらナッツを食べて、無理なく楽しく空腹の時間を過ごす

空腹の時間中は、水分以外のものはとらない。
それが、理想的な過ごし方です。

しかし、最初のうちは我慢できないほどお腹がすくことも、おそらくあるでしょう。
そのようなとき、一体どうすればいいのでしょうか。
ただひたすら我慢するというのも難しいでしょうから、私は、

「ナッツ類（できれば味つけなし、素焼きのもの）を食べること」

をおすすめします。

ナッツ類は、古代人が主食にしていたもので、味つけされていない素焼きのナッツは、低糖質で塩分も少ない反面、良質な脂肪が含まれています。
血糖値の急激な上昇を抑えつつ、少量で満腹感を得やすいという特徴があるのです。

加えて、近年、ナッツ類は、「現代人に不足しがちな、良質なタンパク質やビタミン、**ミネラル、食物繊維、ファイトケミカル**（カロチノイド、フラボノイド、フィトステロール）などの栄養素がバランスよく含まれている」「心臓保護作用、抗がん作用、抗炎症作用、抗酸化作用があり、健康や美容によい」と注目されています。

たとえば、アーモンドには、食物繊維や鉄分、抗酸化作用があるビタミンEなどがたくさん含まれています。
また、ピスタチオやクルミ、カシューナッツ、マカダミアナッツ、ヘーゼルナッツにも、**食物繊維やビタミンE**などのほか、体の慢性的な炎症を抑えてくれ、生活習慣病の予防にも効果的な不《ふ》飽和《ほうわ》脂《し》肪酸《ぼうさん》、脂肪の燃焼を促すビタミンB_2、亜鉛やカリウム、マグネシウムといったミネラルなどが含まれています。

実は、権威《けんい》ある医学雑誌『The New England Journal of Medicine』にも、「一週間に7回（1回当たり1オンス＝28グラム、片手1杯程度）以上ナッツを食べる人は、まったく食べない人と比べて、**20％以上死亡率が減少する**」「心臓病、がん、呼吸器疾患による死亡が減少する」と書かれた論文が掲載されています。

少量で空腹感を和らげることができ、腹持ちが良く、体に必要かつ健康や美容に有効な栄養素をとることができるナッツ類は、まさに、この食事法の頼りになるパートナーであるといえるでしょう。

さまざまなナッツが詰まったミックスナッツなら、いろいろな味を楽しみつつ、より多くの栄養素をとることができます。

なお、よく「高カロリー高脂肪のナッツ類は、食べすぎに注意」といわれますが、この食事法では、あまり気にしなくてかまいません。

「長時間、ものを食べない」ことに慣れるまでは、どうしてもお腹がすいていることが気になったり、仕事に集中できなくなったりするかもしれません。

そのようなときは、ナッツ類を心ゆくまで食べることで、空腹感は簡単に解消されます。

そして、ナッツ類の力を借りて「空腹力」を満たしていくと、やがて、プチ断食の時間中に我慢できないほどの空腹を感じることがなくなるはずです。

ナッツ類が苦手だという人、ナッツ類に対しアレルギーがある人であれば、プチ断食時間中は、

- **生野菜サラダ**
- **チーズ**
- **ヨーグルト**

などでお腹を満たしていただいてかまいません。

ご飯や麺類、パン、肉といった「食べものの塊」でなければ、大丈夫です。

また、「空腹力」が身につくまでの短い期間であれば、缶コーヒーや、コーラをはじめとする甘い炭酸飲料などを飲んでもかまいませんが、できればゼロカロリーのものをおすすめします。

ゼロカロリーの飲み物であれば、太らないうえに、血糖値も上がらないからです。

ところで、最初のうちは、「ものを食べない時間」以外は、ついつい反動でドカ食いをしてしまう人もいるでしょう。

しかし、週に1回でもまとまった空腹の時間を作り、「空腹力」が鍛えられるにしたがって、合間にナッツ類を食べたり、それ以外の時間にドカ食いしたりしなくても大丈夫な体になっていきます。

空腹は、慣れです。

大事なのは、
無理せず、長く続けること
なのです。

内臓リセット健康法を実践した人々の声。ヘモグロビンA1c、血圧、体重など多くの症状が改善した

では、実際に内臓リセット健康法を実践している人々の声や、具体的な効果をご紹介しましょう。

「あおき内科　さいたま糖尿病クリニック」には糖尿病の患者さんが多くいらっしゃるため、血圧や血糖値、ヘモグロビンＡ１ｃ（ＨｂＡ１ｃ）の値、体重などの変化が中心となりますが、一日３食をやめ、適度な運動をしたりすることで、服薬をやめられた方、血圧や血糖値などが改善された方がたくさんいらっしゃいます。

中には、特に運動をせず、一日３食をやめただけで、効果が現れた方もいます。

ここでご紹介する例を見ていただくだけでも、内臓リセット健康法がどれほど効果

的か、おわかりいただけるのではないかと思います。

なお、HbA1cは、血液中のブドウ糖と結合したヘモグロビン（糖化ヘモグロビン）がどのくらいの割合で存在しているかを示すものであり、血糖値の高い状態が続くと、HbA1cの値も高くなります。

糖尿病治療ガイドライン（日本糖尿病学会）では、HbA1cの正常範囲は4・6～6・2％とされています。

◎56歳　男性　血圧が改善。降圧剤《こうあつざい》をやめられた

体重63・5kg　血圧154／108（経口薬《けいこうやく》2剤、降圧剤1剤を内服）

←　**半年後**

体重58・4kg　血圧122／84（降圧剤は16時間プチ断食を始めて2か月後に中止）

【ご本人からのコメント】

体重が60kgを割ったら、154/108だった血圧が122/84にまで低下しました。自分でも予想以上の効果にビックリです。16時間のプチ断食は、苦痛ではありませんでした。プチ断食中の空腹時にはナッツやヨーグルトを食べています。

◎56歳　男性　一年で脂肪肝が改善！　体重も7kg減

体重83kg　血液検査GOT　37　GPT　62（脂肪肝）

↓

1年後

体重76kg　血液検査GOT　24　GPT　31（脂肪肝改善）

【ご本人からのコメント】

朝食は7時30分、夕食は22時にとり（14・5時間断食）、アルコール、つまみも気にせず、たくさん食べています。断食はまったくつらくありません。

ときどき、15時ころにお腹がすきますが、食べるものがないし、食べる環境でもないので、我慢します。すると、空腹感は消失します。

◎41歳　男性　血糖値が413から132へと顕著《けんちょ》に改善

体重90kg　血糖値413mg／dℓ　HbA1c 8・7%（糖尿病薬メトグルコ500mg／日を内服）

←**1か月後**

体重87kg　血糖値132mg／dℓ　HbA1c 7・8%（糖尿病薬メトグルコは1000mg／日に増量）

【ご本人からのコメント】

朝食を抜いて、夕食の時間を早めるだけで、好きな米、肉を制限なく食べているのに、ひと月で体重が3kg減少し、血糖値413から132へと顕著に改善しました。

苦もなく簡単に実践できています。
体重減少により、インスリン抵抗性が改善され、糖尿病も良くなりました。

◎50歳　男性
半年で血糖値とHbA1cの値が飛躍的に改善

体重108・6kg　HbA1c9・8%（インスリン54単位/日を皮下注射）
まずは朝食抜きからスタートし、やがて朝食・昼食を抜いて夜だけの1食に。
食事の回数減少に伴い、適宜インスリンを減量した。

↓

半年後

身長165cm　体重106kg　HbA1c6・4%（インスリン12単位/日を皮下注射）

【ご本人のコメント】

以前は、医師の指示通り3食バランスよく食べ、インスリン注射をしていましたが、血糖値は300～400mg／dℓ、HbA1cは10%前後を推移していました。しかし青木先生の空腹生活指導を受けてからは、半年で血糖値は100～150mg／dℓ、HbA1c6%台にまで改善しました。

今後は空腹生活を継続し、良好な血糖値管理を維持していこうと思います。

◎47歳 男性 糖尿病。インスリン投与がやめられた。

体重107・8kg 血圧169／104
HbA1c10・0%（インスリン40単位／日を皮下注射）

↓

8か月後

体重104kg 血圧110／70
HbA1c6・4%（インスリン皮下注射中止）

◎78歳女性　糖尿病が顕著に改善！

体重54kg　HbA1c 8・4%

← 1か月後

体重55kg　HbA1c 7・0%

◎57歳女性　服薬をやめられた

体重57・5kg　HbA1c7・4%

← 3か月後

体重52・5kg　糖尿病薬ジャヌビア50mgの投薬を中止して、HbA1c 6・8%

◎79歳　女性　書籍を読んで空腹実践。血圧が低下した

血圧が152／70から120／60に低下し、降圧剤アムロジン2・5mgを中止。


生きている限り、私たちの体は変化し続けます。

年齢を重ねればどうしても細胞は衰え、心身の不調や病気にみまわれることも多くなります。

体重や内臓脂肪が増えたり、血圧や血糖値が上がったり……。

それらをできるだけ遠ざけ、若々しく健康な体を維持するために、ぜひ一人でも多くの方に、最新の医学やオートファジー研究が解き明かした人体のメカニズム、そして内臓リセット健康法の効果を知っていただき、実践していただきたいと私は思っています。

第 2 章

胃、腸、肝臓、腎臓、脳…

〜 内臓リセット健康法の奇跡の効果 〜

胃

消化機能の不調が解消

胃は、主に食べものを消化する働きを担っています。
胃で分泌される胃液には、塩酸を主成分とする胃酸が含まれており、食べものを消化したり、食べものと一緒に入り込んだ細菌を殺菌したりしています。

しかし、食事のインターバルが短かったり、一度に食べる量が多かったりすると、胃はずっと働かなければなりません。
その状態が続けば、やがて胃は疲れ、働きが悪くなってしまいます。

また、年齢を重ねると、「胃の働きが悪くなる」「食道と胃の間の筋力が弱くなり、胃の入り口部分の締まりが悪くなる」などが起こりやすくなります。

すると、消化に時間がかかって、食べものがいつまでも胃に残ったり、胃液が逆流して食道を傷つけたり、といったことが起こり、胃もたれや胸焼け、食欲不振などの原因となります。

胃の不調をもたらす原因は、ほかにもあります。

通常は胃酸が分泌されるとき、自律神経の働きにより、胃の粘膜《ねんまく》を保護するための胃粘液もバランスよく分泌されます。

ところが、食べすぎや飲みすぎ、刺激物のとりすぎ、飲酒や喫煙のしすぎ、ストレスや疲労、睡眠不足などにより、このバランスが崩れると、胃酸が過剰に分泌されます。

その結果、胃の粘膜が傷ついて胃炎が起こり、胃痛や胸焼け、吐き気、腹部の不快感や膨満《ぼうまん》感といった症状が表れます。

さらに、ピロリ菌という細菌に感染すると、胃の粘膜が傷つき、やはり胃炎が起こります。
慢性的な胃炎が長期にわたって続くと、胃の粘膜が薄く痩《や》せ、胃が萎縮《いしゅく》したり、胃潰瘍《かいよう》に進行したり、胃がんにつながったりするおそれがあります。

こうした、さまざまな胃の不調や胃炎、そして胃がんなどの重篤な病気を予防するためにも、「空腹の時間を作る」ことは有効です。

まとまった空腹の時間を作ることにより、胃をゆっくり休めることができますし、**オートファジーが活性化し、細胞が生まれ変われば、傷ついた胃の粘膜の修復**も早まると考えられるからです。

しかも、オートファジーにより、ピロリ菌が生み出す毒素が分解されることもわかっています。

筋肉をきたえることも大事です。

たとえば、胃が正常な位置よりも低い位置にまで垂れ下がる「胃下垂《かすい》」は、胃の機能の低下や胃もたれ、消化不良などの原因となります。

内臓を支える筋力が低下している場合は、運動によってお腹まわりの筋肉を鍛えることで、胃下垂や、それに伴う胃の不調が改善されます。

座っている時間やテレビ、パソコン、スマートフォンなどを見ている時間が長く、猫背になりがちな人は、胃が圧迫され、やはり胃の働きが悪くなりますが、筋肉を鍛え、姿勢が良くなれば、この点も解消されるでしょう。

胃の消化機能が衰えると、食べものからきちんと栄養分をとることができなくなり、体に必要なビタミンやミネラル、微量元素《びりょうげんそ》不足に陥《おちい》り、疲れやすさやだるさを感じるほか、肌や髪のコンディションが悪くなったりします。

胃に負担をかけない生活を送ることはもちろん大事ですが、日々の暮らしの中でたまった**胃の疲れや加齢による機能の低下も、定期的にリセット**するように心がけましょう。

腸

腸内細菌、血糖値をコントロール

脳に次いで多くの神経細胞が存在し、非常に精密にできている腸は、「第二の脳」ともいわれています。

腸と脳は密接につながっており、脳が受けたストレスは腸に、腸の不調は脳に反映されます。

腸は、食べものの最終的な消化を行い、分解された栄養素や水分を吸収し、不要な老廃物と毒素を便として排泄《はいせつ》する働きをしています。

また、外部から入ってきた細菌やウイルスなどにさらされやすい腸には、体内の免疫細胞や抗体の6割以上が存在しているといわれています。

第1章でもお伝えしたように、腸には「善玉菌」「悪玉菌」「日和見菌」といった腸内細菌が存在しています。

健康なときは善玉菌が優勢なのですが、何らかの原因で腸の働きが悪くなり、腸内に老廃物や有害物質などがたまると、日和見菌が悪玉菌に変わり、悪玉菌が優勢になって、腸内環境が悪化します。

腸内環境が悪化すると、腸の働きがますます悪くなって、便秘や下痢などが起こりやすくなり、脂肪の燃焼に必要な栄養素（ビタミンやミネラルなど）がうまく吸収できず、脂肪がつきやすくなります。

さらに、免疫力も低下するため、風邪や肺炎、あるいはがんなどの病気にかかりやすくなり、腸で発生した有害物質が血流に乗って全身にまわると、さまざまな体の不調や肌荒れなどを引き起こし、体臭もきつくなります。

腸内細菌は、血糖値を下げる働きをするインスリンの分泌や、尿酸のコントロールにも関わっていることから、腸内環境が悪化すると、糖尿病や高血圧になるリスクが高くなるおそれもあります。

腸の働きを低下させる原因としては、「姿勢の悪さ」「運動不足」「冷え」「食べすぎ」「加齢」「食生活の乱れ」などが考えられますが、「空腹の時間＋運動」の組み合わせは、これらの悪影響をリセットするうえで非常に有効です。

まず、姿勢が悪く、猫背気味の人や、胃腸を支える筋肉が弱い人の場合、胃や腸が圧迫され、形がゆがんだり、位置がずれたりして、働きが悪くなります。

排泄に必要なお腹まわりの筋力が低下している人も、便秘になりやすく、腸内環境が悪化しやすいでしょう。

運動によって全身の筋肉を鍛えれば、筋力の衰えからくる腸の機能の低下も改善できます。

体温が下がると内臓の働きも低下しますが、運動をして筋肉量が増えると、作り出される熱量が増え体温が上がるため、「冷え」も解消されやすくなります。

そして何よりも、まとまった空腹の時間を作ることが、腸の働きを維持するうえで欠かせません。

腸をしっかりと休めることで、食べすぎによる腸の疲労をリセットできるからです。

また、食べものの消化・吸収や、異物の排除など、腸の働きの大部分を担ったり、腸内細菌が腸管の組織に侵入するのを防いだりしているのは、腸上皮《ちょうじょうひ》細胞という細胞です。

腸上皮細胞が生み出される源《みなもと》となっているのは、腸上皮幹細胞という細胞なのですが、**オートファジーが腸上皮幹細胞の維持や、腸上皮細胞が損傷した後の再生**に必要不可欠であることもわかっています。

「空腹の時間＋運動」は、腸が受けるさまざまなダメージをリセットし、腸の働きを正常化してくれるのです。

肝臓 脂肪肝を防ぐ

肝臓は「沈黙の臓器」とよばれることが多く、胃腸などに比べ、ふだん、その存在が意識されることはほとんどありません。お酒を飲みすぎたときや、肝臓に何らかの障害が発生したとき以外、肝臓の具合はほとんど気にならないという人も多いのではないでしょうか。しかも、肝臓の具合が悪くなっても、最初のうちは、はっきりとした症状が表れにくいのです。

一方で、肝臓は実に働き者です。

食後、私たちが摂取した糖質のうち、エネルギーとして消費されずに残った分を中性脂肪に作り替えて貯蔵する、食べものに含まれているアルコールやアンモニアなどの毒素を処理する、脂肪の消化吸収を助ける胆汁を作るなど、「消化」や「解毒《げどく》」に関するさまざまな役割を担っているのです。

そのため、食事の間隔が短かったり、「食べすぎ」の状態が慢性化していたり、過度の喫煙・飲酒などによって、解毒しなければならないものが体内に大量に入ってきたりすると、胃腸と同様、肝臓も疲弊し、働きが悪くなっていきます。

そうすると、本来肝臓で解毒されるはずの毒素や老廃物が体内に残ってしまい、疲れを感じやすくなります。

食欲が低下したり、お酒がおいしく感じられなくなったりもするでしょう。

特に、糖質のとりすぎは、肝臓に大きなダメージを与えます。

余分な糖質は中性脂肪に変えられ、どんどん肝臓にたまっていきます。

肝臓に異常な量（肝細胞の30％以上）の脂肪が蓄積された状態を「脂肪肝」といいますが、脂肪肝になると、肝細胞が壊れたり、肝炎を発症しやすくなったりします。

さらに、糖質のとりすぎなど、アルコール以外の原因による脂肪肝が進行すると、「NASH」（非アルコール性脂肪性肝炎）を引き起こします。

NASHとは、肝臓に炎症が起こり、線維化が進んだ状態です。

線維化した肝臓は、硬くなってさらに機能が低下し、肝硬変や肝臓がんといった、命を脅かす病気につながるおそれがあります。

それだけではありません。

脂肪肝の人はインスリンが効きにくいため、血糖値が下がりにくく、糖尿病の発症リスクが高くなることもわかっていますし、**脂肪肝では、オートファジーを抑制するタンパク質が作られ、体の細胞の老化を促進する**ことも明らかになっています。

このように、食べすぎや飲みすぎ、糖のとりすぎは、肝臓の働きを、ひいては健康を大きく損なうおそれがあります。

では、肝臓をダメージから守り、肝臓の機能を正常に維持させるためにはどうした

●本書へのご意見・ご感想をお聞かせください。

ご協力ありがとうございました。

郵便はがき

切手を
お貼りください

105-0003

（受取人）
東京都港区西新橋2-23-1
3東洋海事ビル
（株）アスコム

がんを克服した糖尿病医が考案！
弱った体を修復する内臓リセット健康法

読者　係

本書をお買いあげ頂き、誠にありがとうございました。お手数ですが、今後の出版の参考のため各項目にご記入のうえ、弊社までご返送ください。

お名前	男・女	才
ご住所　〒		
Tel	E-mail	
この本の満足度は何％ですか？		％
今後、著者や新刊に関する情報、新企画へのアンケート、セミナーのご案内などを郵送またはeメールにて送付させていただいてもよろしいでしょうか？　□はい　□いいえ		

返送いただいた方の中から**抽選で5名**の方に
図書カード5000円分をプレゼントさせていただきます。

当選の発表はプレゼント商品の発送をもって代えさせていただきます。
※ご記入いただいた個人情報はプレゼントの発送以外に利用することはありません。
※本書へのご意見・ご感想およびその要旨に関しては、本書の広告などに文面を掲載させていただく場合がございます。

らよいのでしょう。

もちろん、日ごろから、食べすぎや飲みすぎに気をつけ、適度な運動をし、体のエネルギー消費量を増やすことができるなら、それに越したことはありません。

しかし、仕事が忙しかったり、仕事の付き合いがあったりして、なかなか実行できないという人もいるでしょう。

そのような人は、ぜひ、空腹の時間を作ってみてください。

週に1回でも肝臓をゆっくり休めることができれば、肝臓の疲れはかなり回復するでしょう。

また、**肝臓についた脂肪は比較的落としやすく**、週に1回、まとまった空腹の時間を作り、体内の糖質をリセットすれば、肝臓の脂肪の分解も進むはずです。

腎臓　慢性腎臓病、炎症を予防

肝臓と並び、「沈黙の臓器」とよばれることが多いのが、腎臓です。

腎臓の主な働きは、老廃物の排出です。

生きている限り、私たちの体は、日々、新陳代謝《しんちんたいしゃ》を繰り返していますが、その結果として発生するのが「二酸化炭素やアンモニア」「余分な水分や栄養素」「消化しきれなかった食べもののカス」「古くなった細胞や腸内細菌の死骸《しがい》」といった老廃物です。

これらは通常、血液やリンパ液、消化器官によって、肺、肝臓、腎臓、腸などに運ばれ、呼気《こき》、尿や便、汗などとともに体の外に排出されますが、中でも腎臓は特に多くの老廃物を排出しています。

腎臓は、老廃物が混じった血液をろ過し、体に必要なものと不要なものを分け、不要なものだけを尿にして排出しているのです。

そして、腎臓は、体内の水分量や電解質《でんかいしつ》（ナトリウム、カリウムなど）のバランス、血液中の酸性・アルカリ性のバランスを調節する役割も果たしています。

また、血圧を上げる「昇圧《しょうあつ》ホルモン」や赤血球を増やす「造血《ぞうけつ》ホルモン」、カルシウムの吸収や骨への沈着を促す「活性型ビタミンD」など、健康のために必要な、さまざまなホルモンも作っています。

ところが、腎臓の機能が低下すると、体に必要なタンパク質やミネラルまで排出されてしまったり、老廃物が体内や血液内にたまり、血流が悪くなったりすることがあります。

血流が悪くなると、体が活動するのに必要な酸素や栄養素が全身にいきわたらなくなって、疲れやすくなり、むくみや肌荒れ、シワ、シミなども発生しやすくなります。

さらに、血管や心臓に負担がかかり、動脈硬化や心臓病、脳梗塞といった病気につながるおそれもあります。

免疫力も低下するため、感染症やがんなどにかかるリスクも高くなるでしょう。

腎臓の機能低下の原因としては、腎炎や腎臓がんなどの病気のほか、塩分（ナトリウム）のとりすぎから生じる高血圧による腎硬化症《じんこうか》、喫煙、加齢などが挙げられます。

これらがもたらす悪影響を取り除き、腎臓の働きを活発化させるうえでも、「空腹の時間＋運動」は有効です。

まず、空腹の時間を作ることで、胃腸や肝臓などと同様、腎臓もきちんと休ませることができます。

加えて、「オートファジーは、抗炎症作用や抗酸化作用を通して、慢性腎臓病の進展を遅らせる」という研究結果が多数報告されており、「ラットを使った研究で、間欠的断食が糖尿病腎症の進展を遅らせた」といった内容の論文も発表されています。

一方、かつては、運動をすると腎機能に悪影響が生じるおそれがあるため、腎臓に障害がある人は運動を控えた方がいいと考えられてきました。

ところが最近では、それほど症状が重篤でない人であれば、楽にできて、汗がにじむかにじまないか程度の適度な有酸素運動（ウォーキングやジョギング、水泳など）やレジスタンス運動（筋力トレーニング）を行うことで、血糖値や血圧が改善され、慢性腎臓病の進行も抑えられるといわれています。

腎臓の働きが改善されれば、さまざまな体の不調や病気を遠ざけ、アンチエイジング効果も期待できますから、腎臓のダメージも定期的にリセットすることが大切です。

心臓

動脈硬化を防ぎ、心筋細胞を保護

言うまでもなく、**心臓は私たちの体の中で、最も重要な臓器**です。

心臓は血液を全身に送り出すポンプの役割を果たしており、心臓から送られた血液は動脈を通って体全体をめぐります。

体の各細胞や組織が活動するために必要な栄養や酸素は、血液に乗って運ばれるため、心臓や動脈に何らかのトラブルが発生すると、体はたちまち栄養不足、酸素不足に陥り、ときには命の危険に陥ることもあります。

心臓や動脈のトラブルをもたらす要因の一つが、高血圧です。

血圧とは「血液が血管を通るときに、血管にかかる圧力」であり、たとえば、血液中の老廃物や小型ＬＤＬコレステロール、中性脂肪などが増えたり、血管の壁に脂質が付着したりすると、血液が流れにくくなり、血圧が上がります。

塩分（ナトリウム）をとりすぎたときも、血液中のナトリウムが水分を取り込んで塩分濃度を薄めようとするため、血管内を流れる血液の量が増え、血圧が高くなります。

血圧が高い状態が続くと、圧力によって破れないよう、血管の壁は厚くなります。しかし、その分、**血液の通り道が狭くなるため、血圧はさらに高くなり**、血管の壁もさらに厚くなります。

こうしたサイクルが繰り返されて、動脈の血管の壁が厚く硬くなり、柔軟性や弾力性を失うことを「動脈硬化」といいます。

また、動脈は月日がたつにつれ、少しずつ硬くなり、柔軟性や弾力性を失っていくため、年齢を重ねると、より動脈硬化が起こりやすくなります。

動脈硬化が起こると、血液がスムーズに送られなくなるため、さまざまな病気が引き起こされます。

たとえば、心臓に酸素や栄養を運んでいる冠《かん》動脈が硬くなると、心臓の血流量が減り、狭心症になりやすくなります。

血管が硬くなり柔軟性がなくなると、ちょっとしたことで傷ついたり破れたりするため、血栓《けっせん》もできやすくなります。

血液の中には、切り傷ができたときなどに血を固め、出血を抑える「血小板」が含まれており、血管に傷がついたときも、そこに血小板が集まってかさぶた状のものを作り、傷をふさごうとします。

それが何度も繰り返され、かさぶた状のものが重なってできるのが、血栓です。

血管が血栓によってふさがれると、そこから先に血液が流れなくなり、脳出血や脳梗塞、心筋梗塞など、重大な病気を引き起こします。

血管の壁に老廃物や脂質が付着していたり、厚くなったりしていると、血液の通り道が狭くなるため、血栓はますます詰まりやすくなります。

大動脈瘤《りゅう》の主な原因も、動脈硬化です。

大動脈は、上半身を上下に走る、体の中で最も太い血管で、心臓から横隔膜《おうかくまく》までを胸部大動脈、横隔膜から下を腹部大動脈といいます。

大動脈瘤は、大動脈が硬くもろくなり、血管内の壁に瘤《こぶ》ができるものです。

ほとんどが無症状で血管の機能が低下することもないのですが、破裂すると激しい胸痛《きょうつう》や腰痛、出血による意識障害などが起こり、突然死に至ることもあります。

もちろん、高血圧は心臓にも大きな負担をかけます。

血圧が高いと、心臓はより強い力で、血液を送り出そうとします。

鍛えれば鍛えるほど筋肉が厚く、硬くなるように、強い力で血液を送り出し続けると、心筋も厚く、硬くなりますが、その反面、柔軟性が失われ、ポンプとしての機能は弱くなります。

そのため、少し体を動かしただけでも息切れしたり、動悸《どうき》が激しくなったりしてしまい、心不全《しんふぜん》につながることもあります。

心臓や動脈のトラブルを防ぐためには、日ごろの食生活にできるだけ気をつける必要がありますが、まとまった空腹の時間を作り、胃腸や肝臓、腎臓などの機能を保つことも大事です。

内臓がきちんと働いてくれれば、血管に老廃物や中性脂肪などがたまるのを、ある程度防ぐことができるからです。

一方、**心臓や動脈自体の機能を維持するためにも、空腹の時間を作り、オートファジーを誘導することはきわめて重要**です。

心筋細胞はほとんど細胞分裂しないため、そのままでは老化によるダメージを食い止めることができず、心臓にとって不要なものや害になるものを排除することもできません。

しかし、最近の研究では、「心臓への負荷や心筋梗塞、老化に対し、オートファジーが心筋細胞を保護し、心臓の機能を維持する役割を果たしている」といわれています。

さらに、**オートファジーが動脈硬化の進行や大動脈瘤の発生の予防に効果がある**とも考えられています。

実際、正常なマウスとオートファジーが働かないマウスを使った実験では、オートファジーが働かないマウスの方が、心疾患にかかるリスクが高くなること、動脈硬化や大動脈瘤の形成が促進されることがわかっています。

まとまった空腹の時間を作り、オートファジーを活発化させることは、心臓や血管の健康と若さ、機能を維持するうえで、最適の方法であるといえるかもしれません。

肺

正しい呼吸を維持する

肺は、呼吸によって空気中の酸素を取り入れ、いらなくなった二酸化炭素を外に出す働き（ガス交換）をしています。

鼻や口で吸った空気は、気管支を通って肺に入ります。

肺の中には、肺胞《はいほう》とよばれる小さな袋がぶどうの房のように密集しており、毛細血管が肺胞のまわりを取り囲んでいます。

酸素は、毛細血管の中で、赤血球中のヘモグロビンと結合し、血流に乗って全身に運ばれ、細胞、組織、器官、臓器の活動に使われます。

ブドウ糖や脂肪、タンパク質など、食べものから得た栄養と酸素が結びついて初めて、活動に必要なエネルギーが生まれるのです。

そして、エネルギーが生まれたあとにできた二酸化炭素は、やはり血流に乗って肺胞に戻り、呼吸により排出されます。

肺の機能が衰え、このガス交換がスムーズに行われなくなると、体にはさまざまな不調が生じます。

まず、**呼吸がうまくできなくなり（これを呼吸不全といいます）、体が酸素不足**になると、内臓は十分な働きができなくなります。

また、脳は酸素不足を「酸素を運ぶ血液の不足」と認識し、心臓にもっと血液を送るよう指示するため、慢性的な呼吸不全状態だと心臓に大きな負担がかかり、心不全を起こすことがあります。

一方、二酸化炭素がスムーズに排出されないと、血液中の二酸化炭素が増え、血液が酸性に傾きます。

細胞の代謝を促す酵素は、血液やリンパ液などの体液が弱アルカリ性のときにしか機能を発揮できず、血液が酸性に傾くと、免疫力が低下してさまざまな病気にかかりやすくなるほか、不整脈、頭痛などが起こることがあります。

肺の機能が衰える原因として、まず挙げられるのは、さまざまな呼吸器疾患です。肺炎にかかると、気管支や肺の中に細菌が侵入して肺胞に炎症が起こり、肺気腫《きしゅ》や慢性気管支炎などの慢性閉塞《へいそく》性肺疾患（ＣＯＰＤ）になると、気道や気管支が狭くなったり、肺胞の伸縮性が減少したりします。

肺がんになり、肺胞などががん細胞に置き換わると、肺は機能しなくなり、やがて呼吸困難に陥ります。

加齢による呼吸筋の筋力の低下、肺胞の数や伸縮性の減少、肺胞を取り巻く毛細血管の減少も肺の機能の低下につながります。

高齢者は呼吸器疾患にかかりやすく、肺炎などが重症化しやすい傾向もあります。

ＣＯＰＤや肺がんなどの最大の原因は喫煙であり、肺の健康を維持するためには、たばこを吸わないことなどが大事ですが、**適度な運動によって筋肉を鍛えることも、**

肺の機能の維持や向上に効果的です。

腹筋や背筋などを鍛えれば正しい姿勢を保つことができ、肺が圧迫されることがなくなりますし、腹筋や肺周辺の筋肉を鍛えれば、深い呼吸をすることができます。深い呼吸をする習慣がつけば、呼吸に必要な筋肉がますます鍛えられるという好循環が生まれます。

ぜひ、第3章でご紹介している科学的に正しい運動を実践してみてください。

なお、**オートファジーには、肺の細胞の老化を遅らせたり、レジオネラ菌や結核菌など、肺に寄生する細菌を排除したりする働きがある**と考えられています。

しかし、すでにがんができている場合には、腫瘍が大きくなるのを促し、タバコの煙などによって汚染された肺においては、肺気腫を悪化させるおそれがあるという報告もあります。

すでに何らかの体の不調がある人、病気にかかっている人は、プチ断食によってオートファジーを誘導するのは控えるようにしてください。

脳

脳血管障害やパーキンソン病、うつなどを予防する

脳は、体全体をコントロールしている非常に重要な器官です。
千数百億個もの脳細胞によって構成されており、大脳、小脳、間脳《かんのう》、脳幹《のうかん》といった部位に分かれ、思考や感情や記憶、歩いたり走ったり立ち上がったり……といった体の動き、姿勢やバランス、自律神経、呼吸や血液の循環などの生命活動、そのすべてを司っています。

そのため、脳が何らかの損傷を受けたり、脳細胞に異変が生じたりすると、心身にたちまち、さまざまな不調が発生します。

脳のトラブルとしてまず挙げられるのは、脳血管障害です。

加齢や高血圧などにより、脳に動脈硬化や血栓が発生すると、血流が悪くなって、脳細胞に酸素や栄養が十分にいきわたらなくなり、脳梗塞となって、麻痺《まひ》や痴呆《ちほう》などが起こりやすくなります。

脳での動脈硬化や血栓は、脳出血を引き起こすおそれもあります。

ほかに、脳の代表的な病気としては、パーキンソン病とアルツハイマー病が挙げられます。

パーキンソン病は、脳が出す指令がうまく筋肉に伝わらず、スムーズな動作ができなくなる病気です。

筋肉への指令は、ドーパミンという神経伝達物質によって伝えられ、ドーパミンは、脳の「黒質《こくしつ》」とよばれる部位で作られます。

脳の神経細胞は加齢とともに減っていきますが、パーキンソン病にかかると、黒質の神経細胞が通常よりも早く減り、ドーパミンも減ってしまうのです。

一方、アルツハイマー病は、脳内でタンパク質異常が発生して神経細胞が壊れ、脳が徐々に萎縮していく病気で、高齢者の認知症の最も一般的な原因です。病気が進むにつれ、知能や体の機能が衰え、最終的には日常生活を送ることも困難になります。

また、うつや不眠にも、脳が大きく関係しています。自律神経の乱れは、うつや不眠の原因の一つと考えられますが、自律神経をコントロールしているのは脳だからです。

精神の安定や睡眠に深く関わっているという、「幸せホルモン」とよばれるセロトニンも、脳で作られ、分泌されます。

こうした、脳にまつわるさまざまな病気の予防・改善においても、適度な運動は非常に効果的です。

全身の筋肉を鍛えることで、血流が良くなり、血圧が下がり、脳の血管への負担が軽くなりますし、体を動かすことで、セロトニンの分泌も促されます。

詳しくは第3章でお話ししますが、脳と筋肉は互いに影響し合っており、筋肉に刺激が与えられると、脳も刺激されるため、認知症の予防効果も期待できます。

加えて、オートファジーによって血管の細胞が生まれ変われば、動脈硬化の進行を遅らせることができ、脳血管障害の予防効果が期待できますし、パーキンソン病やアルツハイマー病の原因の一つと考えられている活性酸素を減らすこともできます。

実際、**オートファジーには、パーキンソン病の予防・改善効果が期待できる**と考えられています。

ただ、アルツハイマー病については、オートファジーが、その進行を促す可能性があるという報告もあります。

そのため、アルツハイマー病の症状が表れている人は、プチ断食によってオートファジーを誘導することは控えるようにしてください。

第 3 章

自宅でできる! カンタンな運動で筋肉量アップ!

〜 オートファジーを加速させる 〜

筋肉量が落ちるだけで、心と体にこれだけの不調が表れる

第3章では、筋肉量・筋力を維持しつつオートファジーを加速させる、科学的に正しい運動のやり方や効果について、詳しくお伝えしたいと思います。

第1章でもお伝えしたように、私がみなさんに運動をおすすめする理由の一つは、「筋肉量・筋力を維持する（もしくは増やす）ため」です。

筋肉量が減り、筋力が落ちると、心身にさまざまな不調が表れ、免疫力が低下し、病気にかかりやすくなります。

しかし、筋肉の量は、運動することでしか維持できません。

筋肉の細胞分裂を促す男性ホルモン「テストステロン」は、筋肉が刺激を受けなければ分泌されないからです。

運動らしい運動をせずにいると、筋肉は柔軟性を失って小さく硬くなり、筋肉量はどんどん減っていきます。

また、筋肉を使わずにいると、徐々に筋肉を動かすための信号が届きにくくなり、筋肉が柔軟性を失って、やはり筋力は低下します。

一日寝たきりの状態でいると、一日に3〜5％程度、筋肉が萎縮するといわれていますが、デンマークのコペンハーゲン大学の研究によると、運動をしない期間がわずか2週間続いただけで、若者は筋力の3分の1、高齢者は4分の1を失うそうです。

筋肉量は加齢によっても減少します。

特に運動をせず、同じような生活を続けた場合、20代をピークに、筋肉量は一年に1％ずつ減っていき、**55歳ごろからは急激に減少し**、80代になると、20代の半分程度にまで落ちるともいわれています。

ですから、特に高齢者の方は、定期的に運動を行って筋肉に刺激を与え、テストステロンの分泌を促し、筋肉量を維持する必要があるのです。

一方で、運動には、「筋肉が自由に動ける状態を維持する」働きもあります。

私たちが、たとえば「右足の親指を動かしたい」と思ったとき、脳は親指の筋肉に向けて、「動け」という指令を与えます。

指令は電気信号として、神経回路を伝わって筋肉に届くのですが、長い間親指の筋肉を動かさずにいると、筋肉自体も信号が伝わる回路も衰え、うまく指令が届かなくなったり、スムーズに指を動かせなくなったりします。

そうなると、ますます右足の親指が動かされることがなくなり、筋肉も神経回路もさらに衰えてしまうのです。

では、筋肉量が減ったり、筋力が衰えたり、筋肉を自由に動かせなくなったりすると、健康面でどのような問題が生じるのか、ここであらためて確認しておきましょう。

①疲労や肩こりなどが起こりやすくなる

筋肉量が減ったり、筋力が衰えたりすると、体力が落ち、どうしても疲れやすくなります。

骨や体を支える力も弱くなるため、姿勢が悪くなり、肩こりや腰痛、膝痛《ひざつう》なども起こりやすくなるでしょう。

また、姿勢が悪くなると、筋肉の使い方のバランスが悪くなり、使わない筋肉はどんどん動き方を忘れたり、柔軟性を失い、硬くなったりします。

②内臓の働きが悪くなり、消化不良や便秘などが起こりやすくなる

姿勢が悪くなったり、内臓を支えている体の内側の筋肉（インナーマッスル）が衰えたりすると、「内臓の位置が本来あるべき場所からずれる」「内臓の形がゆがむ」といったことも起こりやすくなります。

その結果、内臓の働きが悪くなり、呼吸が浅くなったり、胃もたれや消化不良、便秘などが起こりやすくなったりします。

また、便秘になると、腸内に悪玉菌が増え、アンモニアや硫化水素《りゅうか》などの有毒ガスが発生します。

有毒ガスが血管に入り込み、全身にまわると、血液が汚れ、肌荒れやニキビ、シワなども生じやすくなります。

③血流が悪くなり、免疫力が低下する

人体の中で最もたくさん熱を作っているのは、筋肉です。

筋肉が動くとき、エネルギー源として糖質や脂質などが分解されますが、その際に熱が発生するのです。

筋肉が作る熱は、人間の細胞や組織が正しく働くうえでなくてはならないものですが、筋肉量や運動量が減ると作られる熱の量も減るため、当然のことながら体温は低くなります。

体温が低くなると、体が冷えて血流が悪くなり、細胞に酸素や栄養がいきわたらなくなります。

その結果、内臓や新陳代謝が悪くなって、老廃物の排出が滞《とどこお》り、むくみなどが起こりやすくなります。

また、免疫細胞が十分に働くことができなくなり、免疫力も低下します。

ちなみに近年、筋肉から分泌される、「マイオカイン」と総称される20種類以上のホルモンに注目が集まっています。

マイオカインについては、まだわからないことも多いのですが、中には、血流に乗って全身をめぐり、体内の糖質や脂質を効率的に消費したり、インスリンの分泌を促したり、腫瘍の増殖や免疫の暴走を抑えたりするものもあるといわれています。

しかし、筋肉量が減れば、マイオカインの分泌が減るだけでなく、血流が悪くなって、マイオカインの働き自体も低下してしまうことになります。

④脂肪が増える

筋肉量が減ると、基礎代謝（呼吸をする、内臓を動かすなど）を含め、筋肉でエネルギーとして消費される糖質や脂質の量が減ります。

また、筋肉に蓄えられる量も減るため、余分な糖質や脂質が増え、血糖値が上がったり、中性脂肪が増えやすくなったりします。

体内に余分な脂肪が増えることの弊害については、第1章でお伝えした通りです。

⑤転倒や骨折などが起こりやすくなる

筋力や神経回路が衰え、筋肉を自由に動かせなくなると、つまずいたり転んだりすることも増えます。

さらに、骨密度（骨を構成するカルシウムなどのミネラル類の詰まり具合）は筋肉量に比例するといわれており、筋力が落ちれば、骨も弱くなります。

骨には、負荷がかかると、その力に負けないため、骨密度を高めて骨を丈夫にしようとする仕組みがあります。

また、骨と骨は骨格筋《こっかくきん》という筋肉によってつながれており、体を動かすと、骨格筋が収縮して、骨に負荷がかかります。

定期的に適度な運動を行っていれば、そのたびに負荷がかかり、骨は丈夫になりますが、体を動かすことが少なかったり、筋力が衰えたりすると、骨にかかる負荷が弱くなるため、骨はどんどん弱くなります。

つまり、筋力や筋肉の働きが弱くなると、転倒し、骨折するリスクが高くなります。

特に高齢者の方は、骨折して体を動かせずにいる間にさらに筋力が弱まり、寝たきりになってしまうケースもあります。

⑥認知症、うつ、不眠などになりやすくなる

意外に思われるかもしれませんが、筋肉や運動と認知症には深い関係があります。

私たちが体を動かす際には、脳が筋肉に向かって指令（電気信号）を出しますが、それによって筋肉が動くと、今度は「疲れた」「痛い」などといった感覚が、電気信号として、筋肉から脳に向けて送られます。

つまり筋肉を動かせば動かすほど、脳はたくさんの刺激を受けるわけです。

しかし、運動量が減ったり、筋力が低下し、筋肉が動きにくくなったりすると、脳への刺激はどんどん減っていきます。

高齢者が寝たきりになると認知症が進行しやすいのは、生活の変化が乏しいことに加え、筋肉を動かすことが少なくなり、脳への刺激が減ってしまうためなのです。

ちなみに、「中年期以降に、軽い運動を1回あたり20～30分間、週2回行うことで、高齢期の**アルツハイマー型認知症の発症リスクが3分の1**にまで低減した」という報告もあります。

また、運動不足や筋肉量の低下は、うつや不眠にもつながります。

精神の安定や睡眠に深く関わっている、「幸せホルモン」とよばれるセロトニンは、体を動かすことで分泌が促進されます。

運動不足の状態が続くと、セロトニンの分泌が徐々に減り、ストレスを感じやすくなったり、睡眠の質が悪くなったりするのです。

さらに、**最近の研究では、筋肉から分泌されるマイオカインの中に、脳の認知機能に関わるもの、抗うつ作用のあるものが含まれている**ともいわれています。

筋肉量が少ないとマイオカインの分泌量も減るため、認知機能やストレスに何らかの影響が生じる可能性もあるわけです。

コロナ禍で、筋肉量や免疫力が落ちた人が増えている

最近、医師として、私が非常に心配しているのが、コロナ禍に伴う患者さんたちの運動量や筋肉量・筋力、そして免疫力の低下です。

2020年4月、新型コロナウイルス感染症（COVID－19）の拡大を受けて「緊急事態宣言」が発令され、不要不急の外出自粛が求められました。

緊急事態宣言自体は5月下旬に解除されましたが、今もコロナ禍は完全に収まってはいません。

おそらくみなさんの中にも、「4月以降、完全にテレワークになった」「以前より外出する機会が減った」「感染リスクが怖くて、ジムに行っていない」という人がいらっしゃるのではないしょうか。

外出を控えれば、たしかに新型コロナウイルスに感染するリスクは下がるかもしれませんが、一方で運動量が激減します。

私たちは日常生活の中で、知らず知らずのうちに体を動かしています。

通勤や買い物のために歩いたり、自転車に乗ったり、駅やオフィスの階段を昇り降りしたり、あるいは旅先で観光スポットを歩いてまわったり。

ふだん運動らしい運動をしていない人でも、毎日出かけたり、ときには旅に出たりすることで、筋肉を動かし、筋肉に刺激を与えているのです。

ところが、外出自粛やテレワークへの切り替えにより、家で過ごす時間が増えると、こうした「日々の生活の中での運動」すらしなくなります。

実際、筑波大学大学院の研究グループは、「テレワークに切り替えた社員の一日の**平均歩数は、それまでに比べて29％減っており、中には70％減少**している人もいる」と発表し、株式会社リンクアンドドコミュニケーションも「一日の平均歩数が３０００

歩未満の人の割合は、2020年1月時点では17・8%だったが、緊急事態宣言が発令された3月末~4月2週目には28・4%に増加している」と発表しています。

運動量が減ると筋肉量・筋力が低下し、

・体力が落ち、疲れやすくなる。
・姿勢が悪くなり、自律神経が乱れ、肩こりや腰痛が起こりやすくなる。
・**内臓の働きが悪くなる。**
・呼吸が浅くなる。
・**血流が悪くなり、体が冷えやすくなり、免疫力が低下する。**
・脂肪がつきやすくなる。
・つまずいたり転んだりしやすくなる。
・骨粗しょう症のリスクが高くなる。
・認知症が悪化しやすくなる。
・うつや不眠になりやすくなる。

といったことが起こるのは、すでにお伝えした通りです。

みなさんの中にも、こうした状態になっている人がいらっしゃるのではないでしょうか。


運動量の低下は、心身にさまざまな影響をもたらします。

そして、コロナ禍やテレワークの定着などによって、このまま人々が外出する機会が減り、運動不足傾向が続けば、心身の不調を訴えたり、病気にかかったりする人は、ますます増えていくのではないかと思います。

下半身、上半身、重要な筋肉を動かす科学的に正しい運動とは

これまで見てきたように、筋肉量や筋力の低下はまさに万病のもとだといえます。毎日を元気に過ごすためにも、いつまでも若々しく健康でいられるようにするためにも、定期的に運動を行い、筋肉量・筋力を維持することは必要不可欠なのです。

では、一体どのような運動をすればいいのでしょう。

「はじめに」でお話ししたように、私自身は毎日、朝と夜に、腕立て伏せ、腹筋、背筋を行っています。

一方で、**クリニックに来られる患者さんには、階段昇降《しょうこう》をよくおすすめ**しています。

自宅の階段でも、アパートやマンション、駅の階段でもかまいません。

一見地味ですが、階段昇降は、有酸素運動と下半身の筋トレを同時に、しかも簡単に効果的に行うことができる、非常に優れた運動なのです。

実際、ある高齢の女性の患者さんで、インシュリン注射を打つ一歩手前だった方が、一念発起して、毎日、**駅の階段を20往復した結果、血圧と血糖値が改善された**というケースもあります。

この方は、どんな薬を飲んでも、HbA1cの値が、正常範囲とされる4・6〜6・2％（日本糖尿病学会の糖尿病治療ガイドラインによる）を上回る8％台でしたが、階段昇降を続けた結果、6％台にまで下がりました。

ただ、高齢者の方や、あまり筋力に自信のない方にとっては、腕立て伏せ、腹筋、背筋だと負荷がかかりすぎて難しいかもしれませんし、階段昇降だけでは、動かす筋肉の部位が、どうしても限られてしまいます。

また、「わざわざ外に行かなくても、家で簡単にできる運動の方法を知りたい」という方も、おそらくたくさんいらっしゃるでしょう。

・ご家庭で、誰にでも無理なく簡単にできること。
・できるだけ多くの筋肉に、バランスよく負荷をかけられること。
・ふだんあまり動かさない筋肉にも刺激を与えられること。

これらの条件を満たす、ベストな運動は何か。
頭を悩ませ、考え出したのが、以下の7種類の運動です。

【下半身の運動】

・トゥ・レイズ
・ふくらはぎの運動
・ワイド・スクワット

【上半身の運動】

・背中の運動
・胸と腕の運動

【内臓を刺激する運動】

・お腹の運動①
・お腹の運動②

「7種類も？」と思われるかもしれませんが、いずれも簡単な動きばかり。
特別な道具を用意する必要もありません。
楽な呼吸を続け、リラックスしながら、ゆっくりしたペースでやりましょう。
約20分かけて、7種類の運動を2セット。
ただし、最初のうちは、1セットだけでもかまいません。

それを、平日に1回と、土日いずれかの「空腹の時間」中に1回の、計2回行います。

つまり、運動の時間は、週にたったの40分だけ。

しかし、効果はきちんと得られます。

ぜひチャレンジしてみてください。

なお、体の調子が悪いとき、痛みがあるときなどは、回数を減らしたり、運動自体を休んだりするようにしてください。

決して無理をしてはいけません。

7つの運動をやるのは週2回でOK!
1回20分程度を目標に！

―――【やり方】―――

どの運動も、つま先を上げる、腕を伸ばすなどの簡単なもので、一回あたり数秒程度で終わります。一つの運動を5〜10回繰り返し、合計1分程度やったら、少し休憩して次の運動に。目標は、1～7の運動を順番に2～3セット。合計20分程度運動したら終了です。ただし、運動をしていて体がつらい場合は、回数やセット数を減らし、時間を短く。少しずつ体を慣らしていってください。

下半身の運動

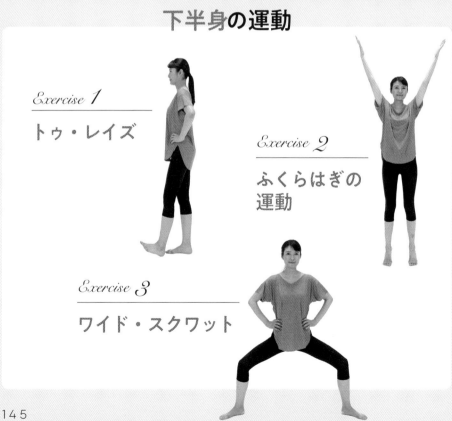

Exercise 1

トゥ・レイズ

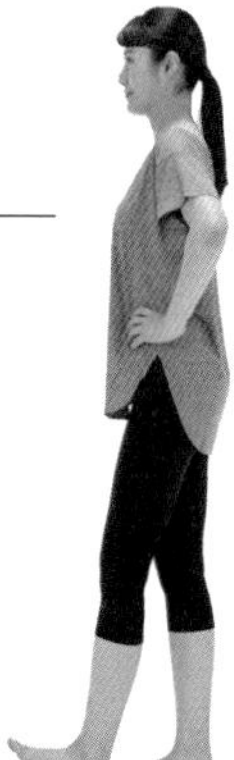

Exercise 2

ふくらはぎの運動

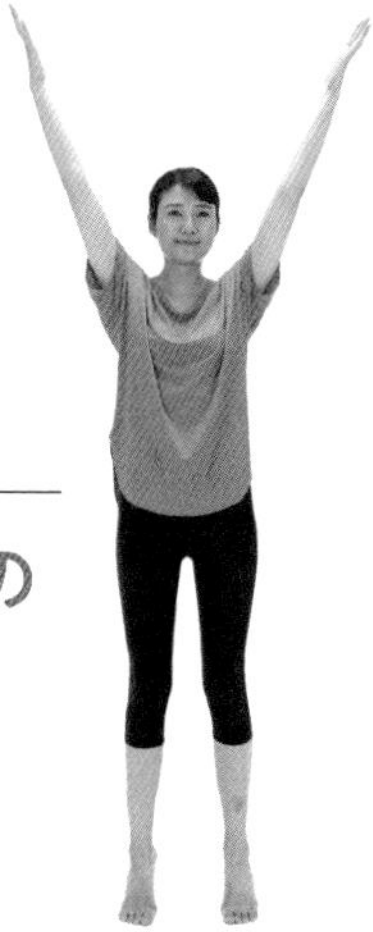

Exercise 3

ワイド・スクワット

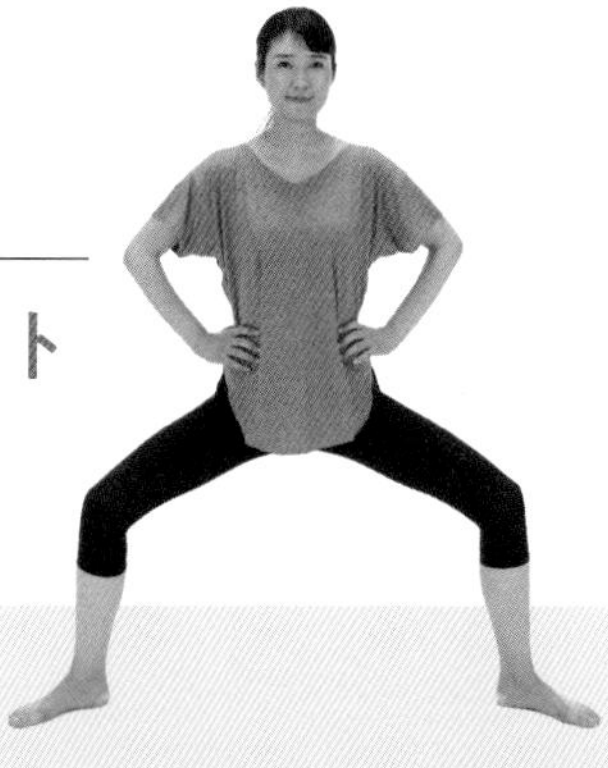

上半身の運動

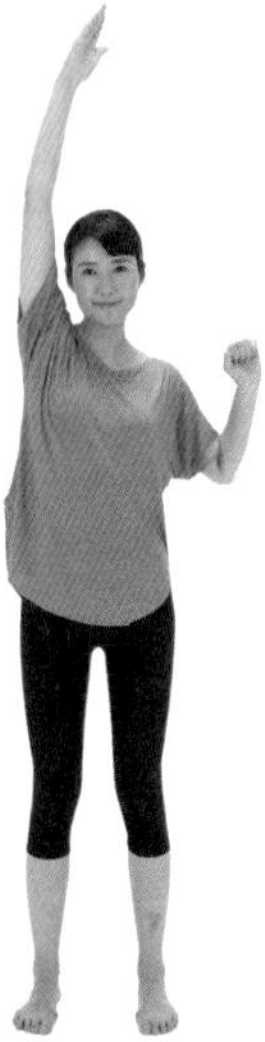

Exercise 4

背中の運動

Exercise 5

胸と腕の運動

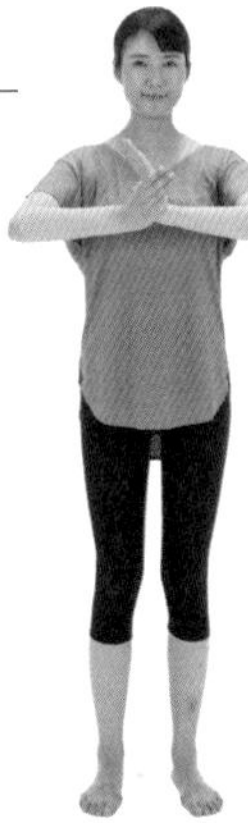

内臓を刺激する運動

Exercise 6

お腹の運動①

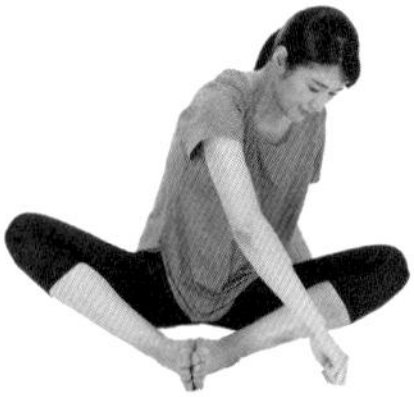

Exercise 7

お腹の運動②

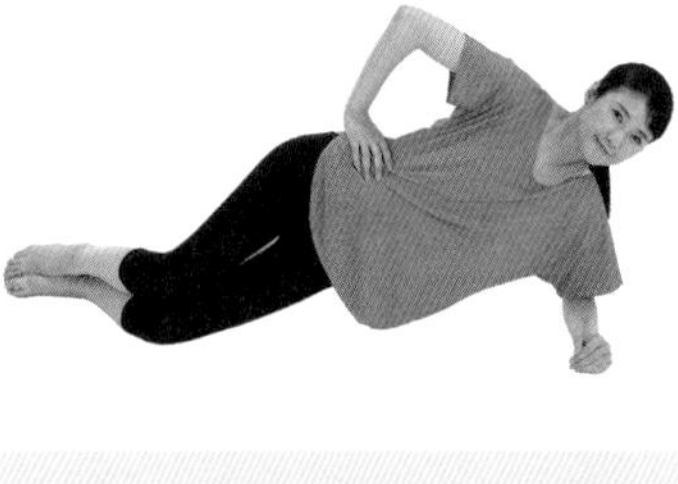

筋肉を鍛えずにいると、体にはこんなリスクが！

内臓の働きが悪くなる

姿勢が悪くなったり、インナーマッスルが衰えたりすると、内臓の変形や位置のずれが起こり、働きが悪くなります。その結果、呼吸が浅くなったり、胃もたれや消化不良、便秘などが起こりやすくなったりします。

疲れやすくなり、肩こりなども起こりやすくなる

鍛えずにいると、筋肉量が減ったり筋力が衰えたりするため、体力が落ち、疲れやすくなります。また、骨や体を支える力も弱くなるため、姿勢が悪くなり、肩こりや腰痛、膝痛などが起こりやすくなります。

血糖値が上がり、脂肪が増える

筋肉量が減ると、筋肉に貯蔵されたり消費されたりする糖質の量が減り、血糖値が上がる、中性脂肪が増えるといったことが起こりやすくなります。その結果、糖尿病や脳出血、脳梗塞や心筋梗塞、がんなどの病気を発症するリスクも高くなります。

血流が悪くなり、免疫力が低下する

体温（熱）の多くは筋肉で作られるため、筋肉量や運動量が減ると、体温が低くなります。体温が低くなると、体が冷えて血流が悪くなり、免疫力が低下するほか、細胞に酸素や栄養がいきわたらなくなり、内臓の働きや新陳代謝が悪くなったり、老廃物の排出が滞り、むくみなどが起こりやすくなったりします。

認知症、うつ、不眠などになりやすくなる

筋肉を動かす機会が減ると、脳への刺激が減り、認知症になるリスクが高くなります。また、運動量や筋肉量が少なくなると、幸せホルモンといわれるセロトニンの分泌量も低下し、うつや不眠にもなりやすくなります。

転倒や骨折などが起こりやすくなる

鍛えずにいると、筋力や神経回路が衰え、筋肉を自由に動かせなくなり、つまずいたり転んだりすることも増えます。また、骨密度は筋肉量に比例するといわれており、筋力が落ちれば、骨も弱くなります。

55歳ごろから、筋肉量は急激に落ちる！

筋肉量は加齢によっても減少します。

特に運動をせず、同じような生活を続けた場合、20代をピークに、筋肉量は一年に1％ずつ減っていき、55歳ごろからは急激に減少します。

80代になると、筋肉量は20代の半分程度にまで落ちるともいわれているため、運動は必要不可欠なのです。

筋肉量の20歳からの変化率

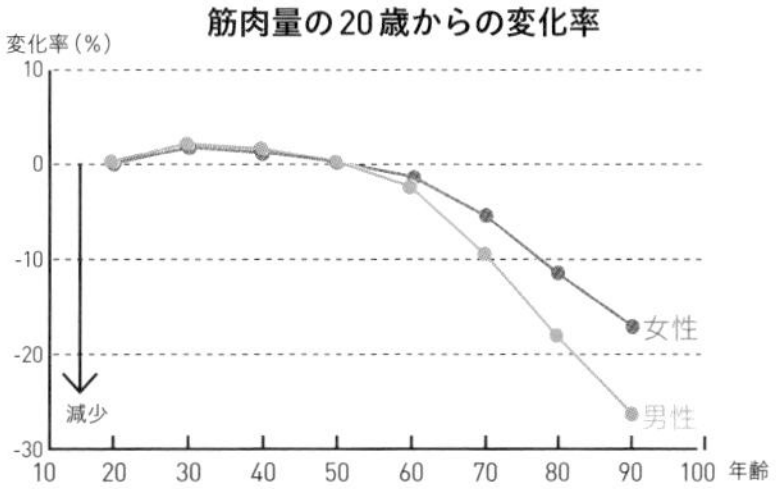

出典：谷本芳美、渡辺美鈴、河野令、広田千賀、河野公一。
日本人の筋肉量の加齢による特徴　日本老年医学2010（47）52-57
（出典を参考にわかりやすくしています）

7つの運動は、この筋肉に効く！

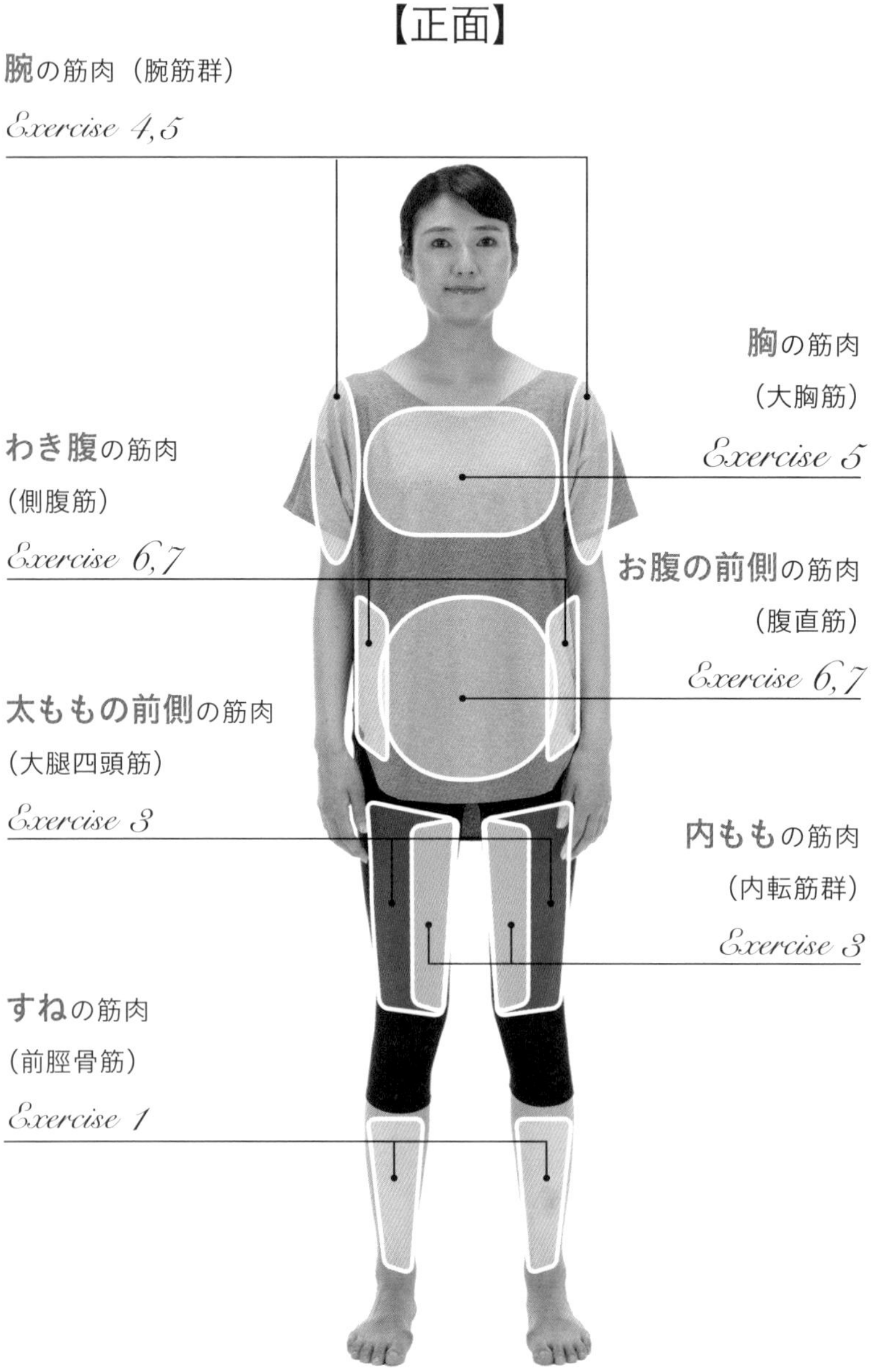
【正面】
腕の筋肉（腕筋群）
Exercise 4,5
胸の筋肉
（大胸筋）
Exercise 5
わき腹の筋肉
（側腹筋）
Exercise 6,7
お腹の前側の筋肉
（腹直筋）
Exercise 6,7
太ももの前側の筋肉
（大腿四頭筋）
Exercise 3
内ももの筋肉
（内転筋群）
Exercise 3
すねの筋肉
（前脛骨筋）
Exercise 1

【背面】

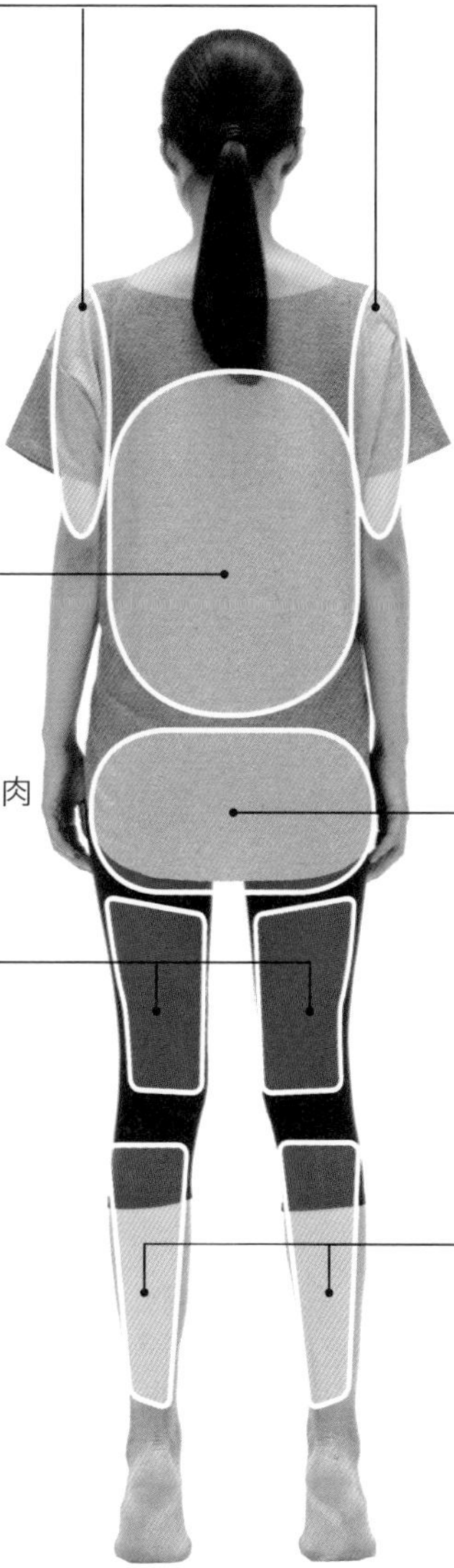
腕の筋肉（腕筋群）
Exercise 4,5
背中の筋肉
（広背筋）
Exercise 4,5
お尻の筋肉
（臀筋群）
Exercise 3
太ももの裏側の筋肉
（ハムストリングス）
Exercise 3
ふくらはぎの筋肉
（腓腹筋、ヒラメ筋）
Exercise 1,2

Exercise 1

トゥ・レイズ

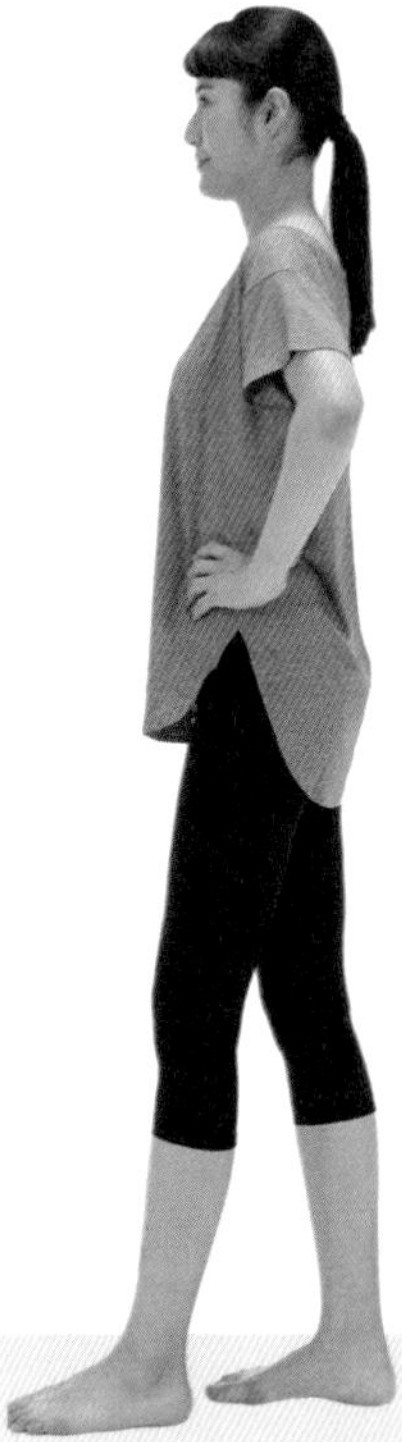

使う主な筋肉

すねの筋肉（前脛骨筋）
ふくらはぎの筋肉（腓腹筋、ヒラメ筋）

1 足の裏全体を床につけて立つ

足の裏全体を床につけ、左右の足を軽く前後に開いて立ちます。左右どちらの足が前でもかまいません。

効果

・前脛骨筋は足首の動きに関係しており、ここを鍛えると、つまずきにくく、転倒しにくくなります。
・ふくらはぎの筋肉（腓腹筋およびヒラメ筋）は膝と足の関節の動きに関係しており、ここを鍛えると歩行や階段の昇り降りが楽になったり、転倒をとっさに避けることができるようになったりします。また、「第二の心臓」とよばれ、重力に逆らって、下半身に下りた血液を心臓へと戻すポンプの役割を果たしているため、ここを鍛えることで血流が良くなり、心臓疾患などにかかるリスクを減らすことができます。

2 左右の足のつま先を交互に上げる

左右の足のつま先を交互に軽く上げ、5秒ほどキープします。それを1セットあたり左右5〜10回ずつ行います。

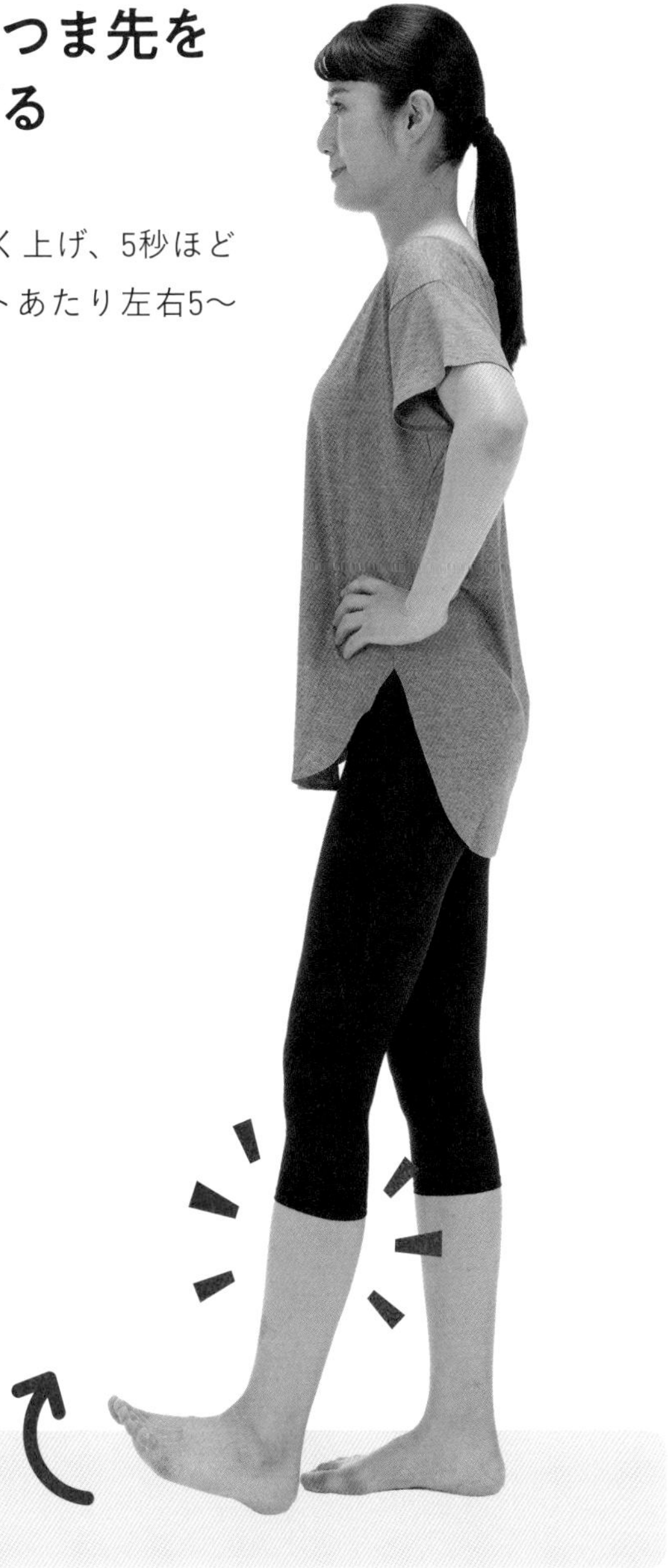

1セットあたり
左右
5〜10回
ずつ

Exercise 2

ふくらはぎの運動

1 腕を体の前に伸ばし、足を軽く開いて立つ

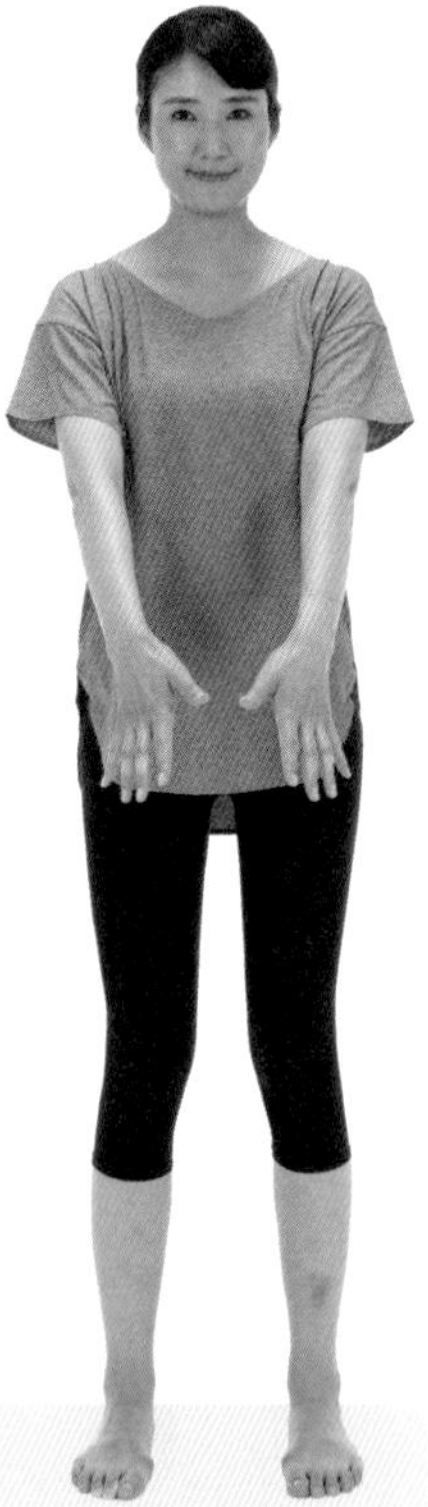

足を軽く開いて立ちます。
両腕はゆるくそろえ、体の前（斜め下）へ伸ばします。

使う主な筋肉

ふくらはぎの筋肉
（腓腹筋、ヒラメ筋）

POINT

手のひらは開いて、
やや内側に傾けます。

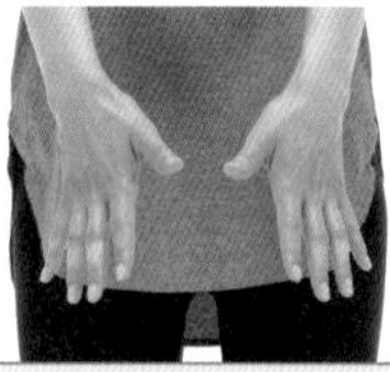

効果

・ふくらはぎの筋肉（腓腹筋およびヒラメ筋）は膝と足の関節の動きに関係しており、ここを鍛えると歩行や階段の昇り降りが楽になったり、転倒をとっさに避けることができるようになったりします。また、「第二の心臓」とよばれ、重力に逆らって、下半身に下りた血液を心臓へと戻すポンプの役割を果たしているため、ここを鍛えることで血流が良くなり、心臓疾患などにかかるリスクを減らすことができます。

2 腕を頭の上で軽く左右に開く

視線を前に向けたまま、両腕を頭の上まで移動させ、軽く左右に開きます。同時に、両足のかかとを浮かせます。

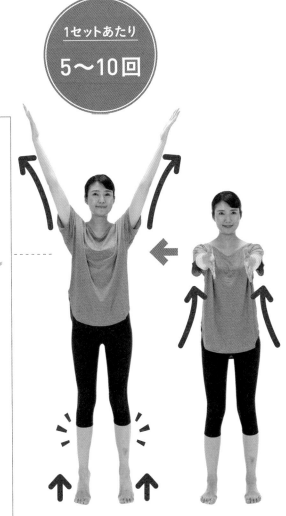

1セットあたり

5〜10回

POINT

腰をそらさないように気をつけましょう。

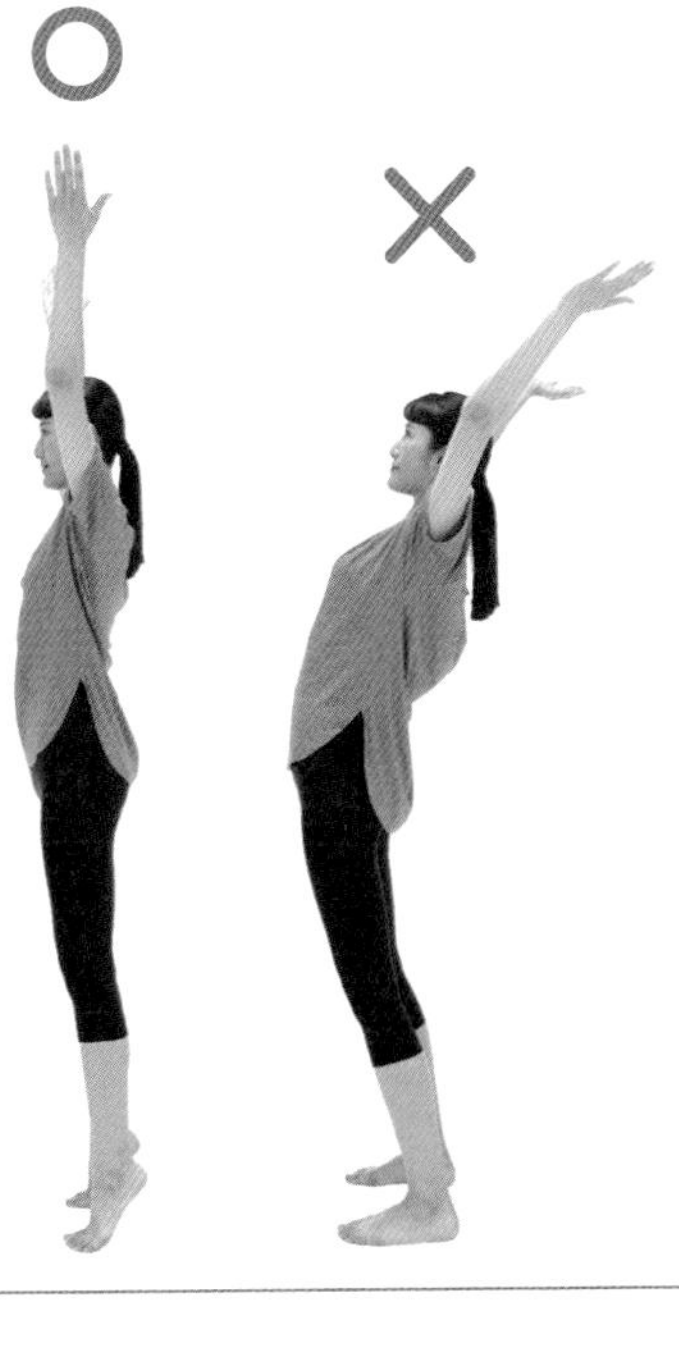

Exercise 3

ワイド・スクワット

使う主な筋肉

お尻の筋肉（臀筋群）
内ももの筋肉（内転筋群）
太ももの前側の筋肉（大腿四頭筋）
太ももの裏側の筋肉（ハムストリングス）

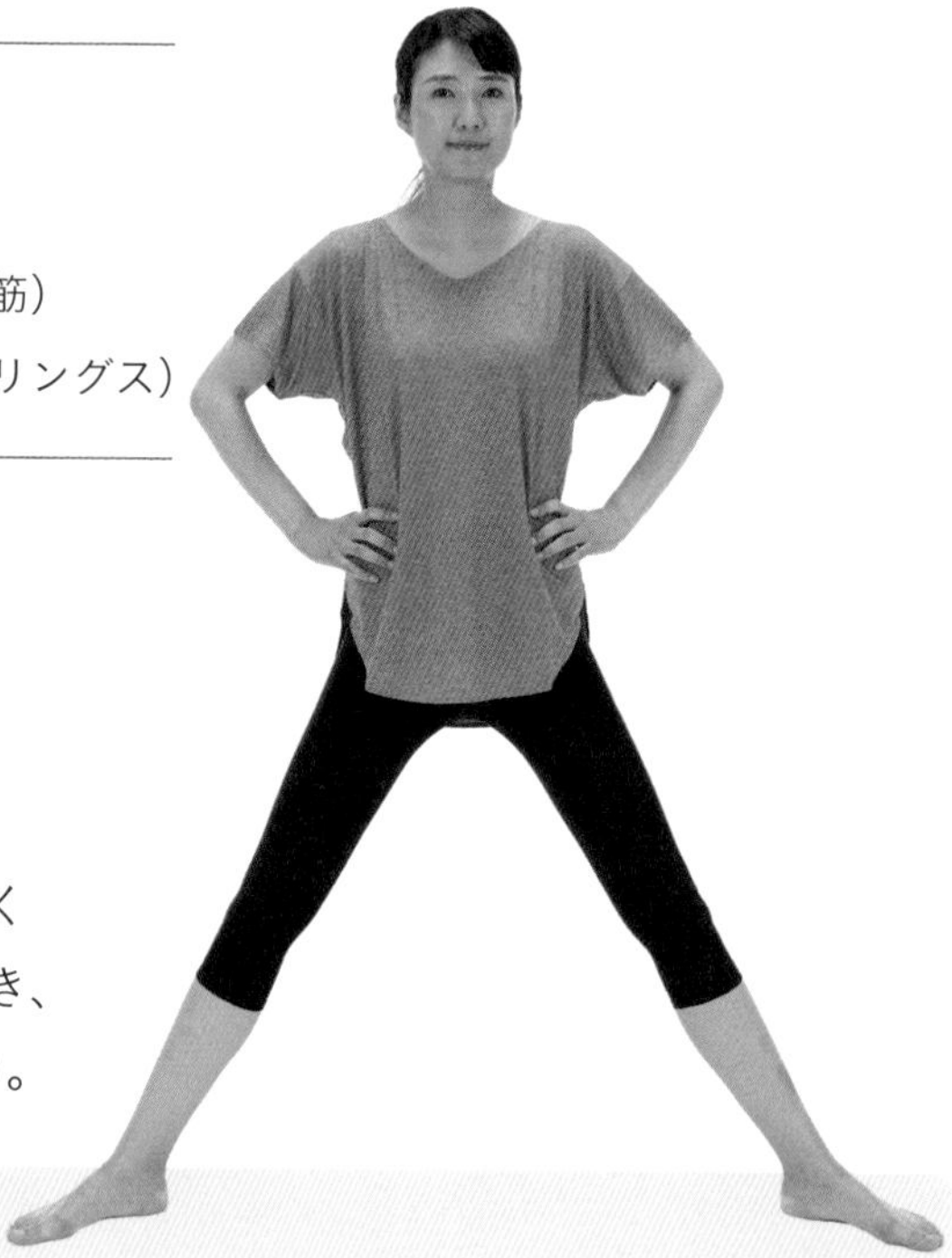

1 足を大きく開いて立つ

両手を軽く腰にあて、足を大きく開いて立ちます（2の姿勢のとき、膝がつま先より出すぎない程度）。

効果

・臀筋群を鍛えると正しい姿勢を保つことができ、腰痛や肩こり、膝痛などが起こりにくくなります。また、基礎代謝量が上がり、太りにくくなります。
・内転筋群を鍛えると骨盤が安定し、腰痛や肩こり、膝痛などが起こりにくくなります。また、下半身が柔軟になって、運動機能が向上します。
・大腿四頭筋は最も筋肉量が落ちやすい部位でもあります。ここを鍛えると下半身の運動能力を維持でき、膝痛などが起こりにくくなります。
・ハムストリングスは立つ、歩くなど、下半身の主な動きと関係しています。ここを鍛えると階段の昇り降りやランニングなどが楽になります。

2 お尻をゆっくり沈める

1セットあたり
5〜10回

視線を前に向けたまま、お尻をゆっくり沈めていきます。

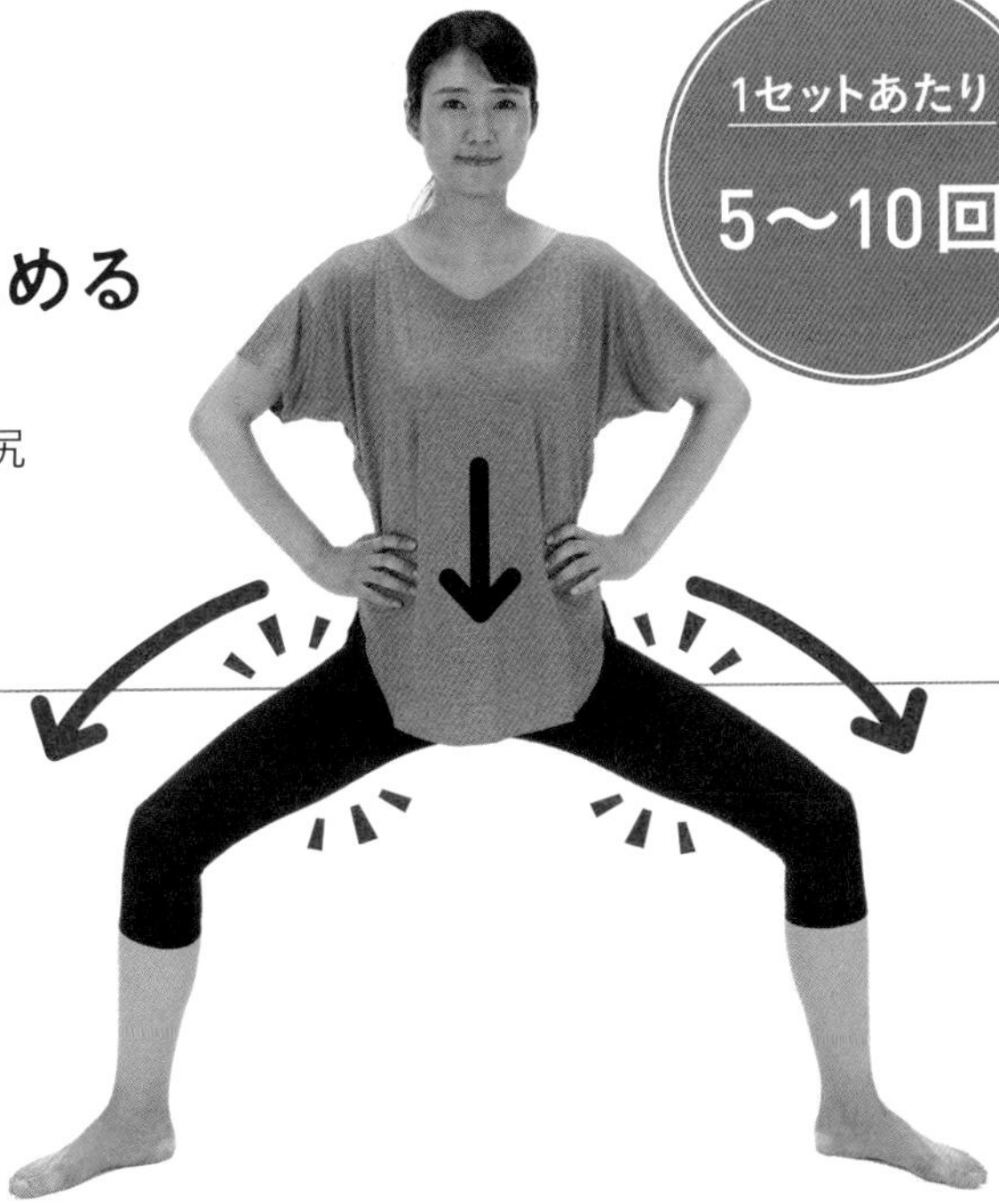

POINT

できる人は、両足のつま先を軽く上げましょう。

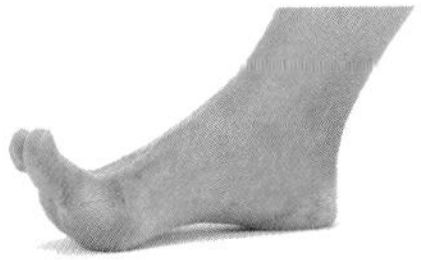

「張り感」が得られるよう、上半身はやや前傾気味にし、お尻に負荷をかけます。

○

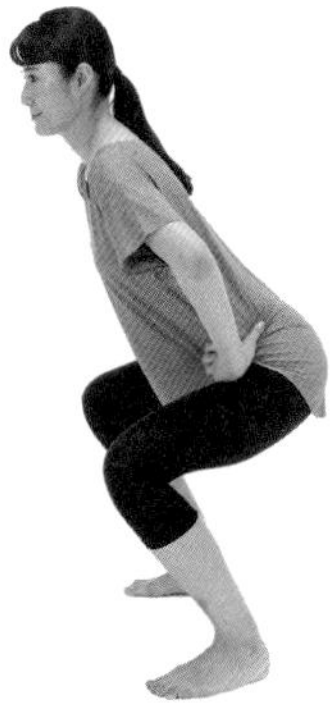

×

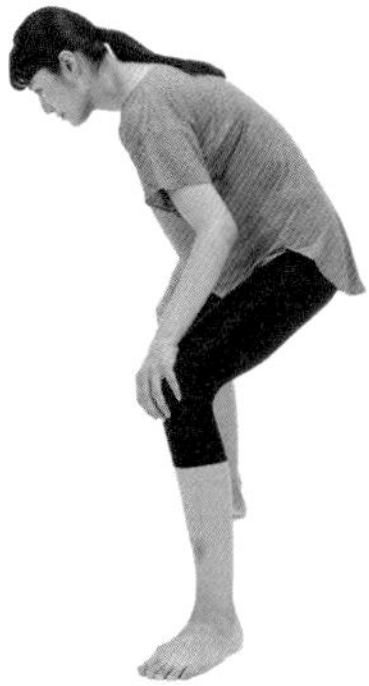

上半身が反り気味だと、膝に力が加わり、痛めてしまうおそれがあります。「膝を曲げる」のではなく、「お尻を沈める」ことを意識しましょう。

×

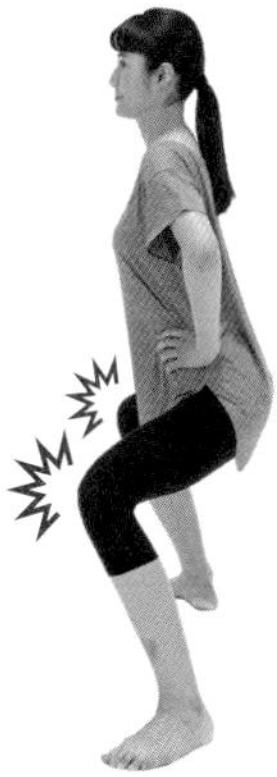

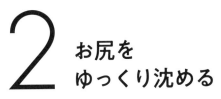

背中の運動

使う主な筋肉

背中の筋肉（広背筋）、**腕**の筋肉（腕筋群）

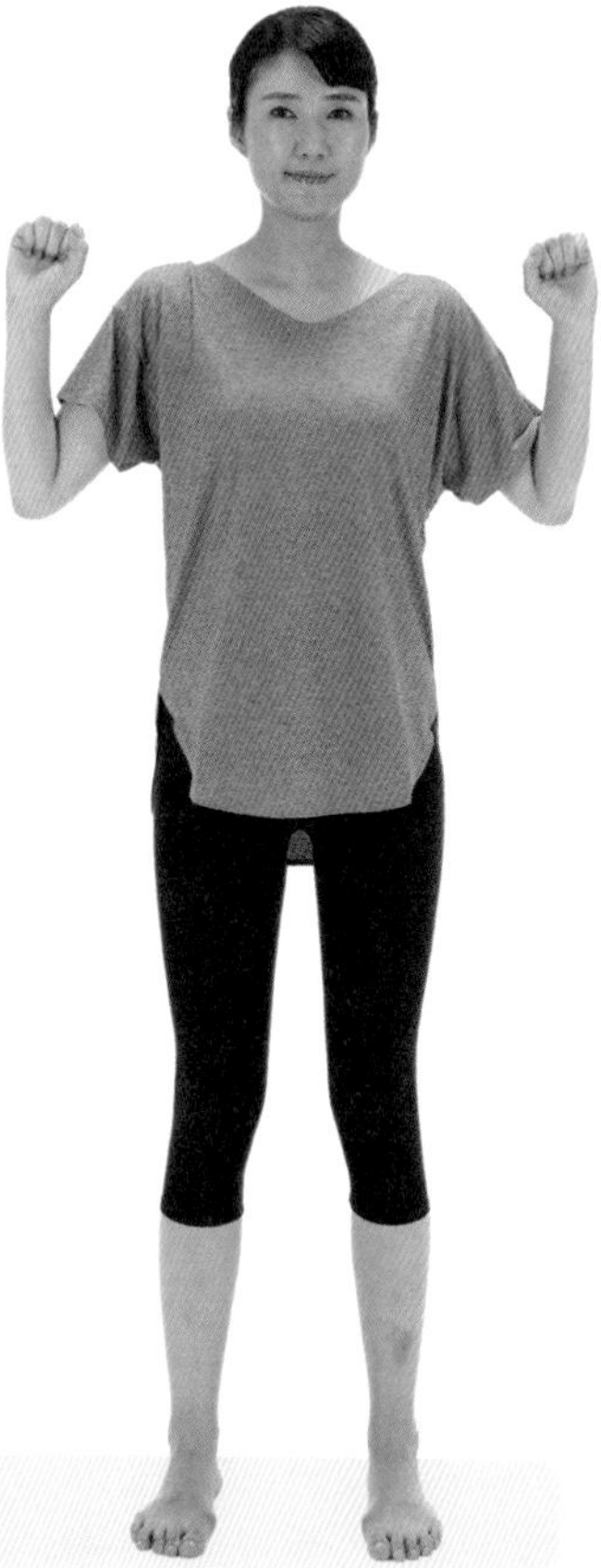

1 両腕のひじを曲げ、足を開いて立つ

足を軽く開いて立ちます。
また、両腕のひじを曲げて、肩のあたりでかまえます。

効果

・広背筋は上半身の姿勢を支えている大きな筋肉です。ここを鍛えると姿勢や血流が良くなって、肩こりや腰痛などが改善される、基礎代謝が上がり脂肪が燃焼されるなど、さまざまなメリットがあります。
・腕筋群は肩甲骨やひじ、手首、指の関節などの動きと関係しており、ここを鍛えると腕力がつき、重いものを持つときの、腰への負担が減ります。

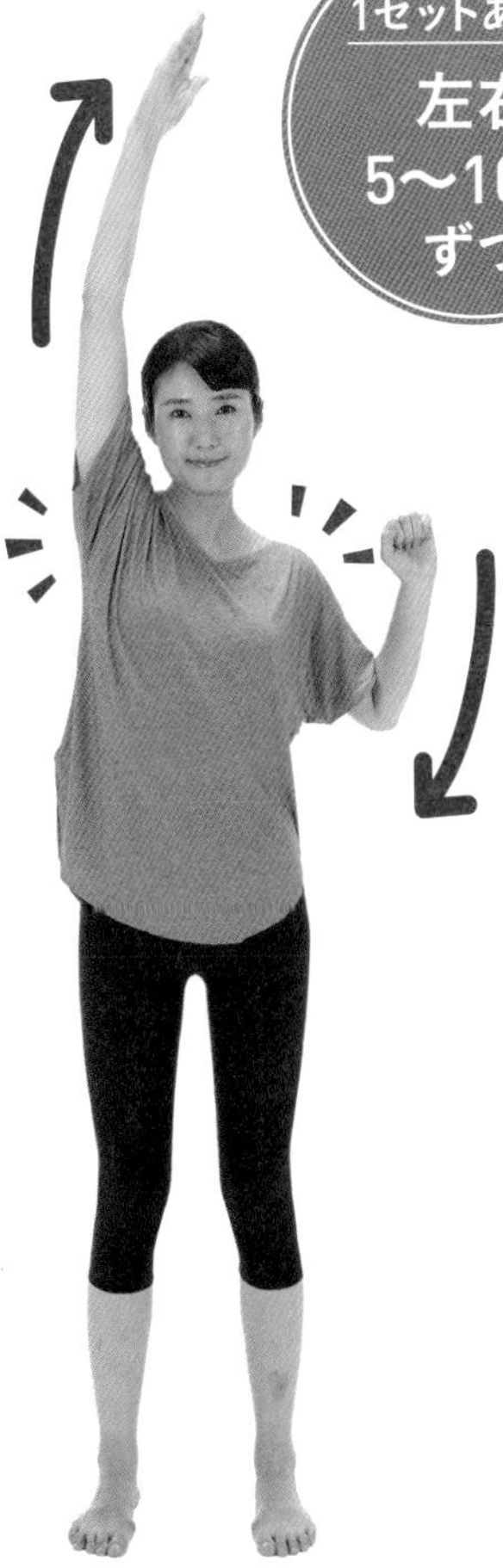

1セットあたり
左右
5〜10回
ずつ

2 右腕を頭上へ伸ばす

視線を前に向けたまま、左ひじを引き下げ、右腕を頭上へ伸ばしていきます。肩甲骨を中央に寄せるようなイメージです。
右腕はまっすぐ上に伸ばしたうえで、左側へやや傾けるようにしましょう。

POINT

できる人は、伸ばした腕と反対側の足を前に出してみましょう。

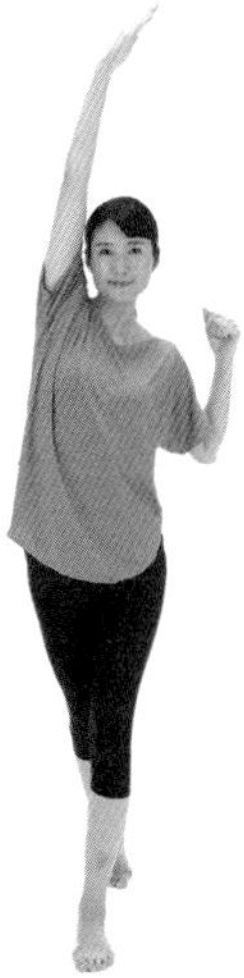

伸ばした方の腕のひじを曲げないようにしましょう。

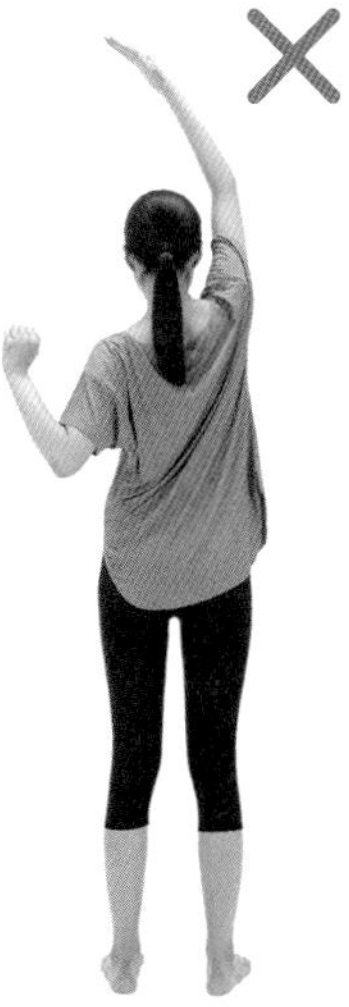

3 左右の腕を替える

右腕を元の位置に戻し、今度は左腕を頭上へ伸ばしていきます。

胸と腕の運動

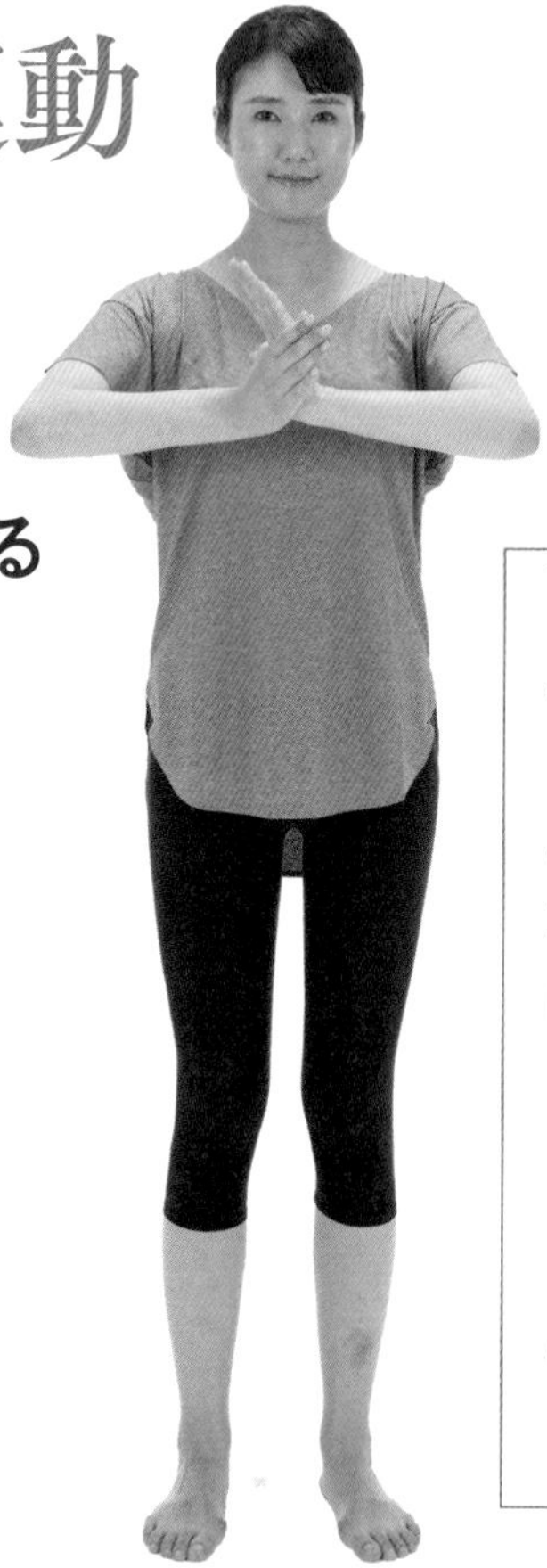

1 胸の前で両手を合わせる

足を軽く開いて立ち、両ひじを曲げて、胸の前で両手を合わせます。

使う主な筋肉

胸の筋肉（大胸筋）
腕の筋肉（腕筋群）
背中の筋肉（広背筋）

POINT

左右の手をぴったりそろえるのではなく、片方の手は立て、片方の手は指先が前を向くようにして倒します。

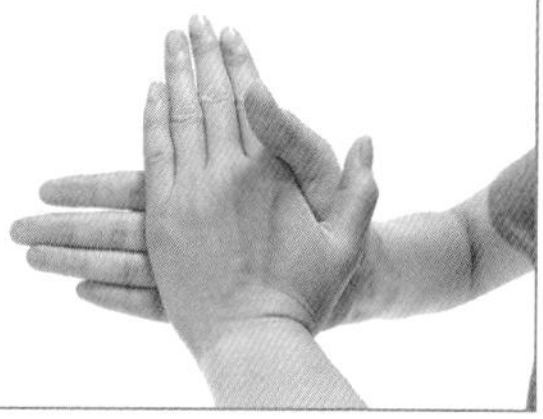

効果

・大胸筋は肩関節の動きに関係すると同時に、呼吸を補助する働きをする大きな筋肉です。ここを鍛えると、肩こりや四十肩、五十肩、腕のむくみなどが起こりにくくなります。
・腕筋群は肩甲骨やひじ、手首、指の関節などの動きと関係しており、ここを鍛えると腕力がつき、重いものを持つときの、腰への負担が減ります。
・広背筋は上半身の姿勢を支えている、非常に大きな筋肉です。ここを鍛えると、姿勢や血流が良くなって、肩こりや腰痛などが改善される、基礎代謝が上がり脂肪が燃焼されるなど、さまざまなメリットがあります。

2 両腕を前に伸ばす

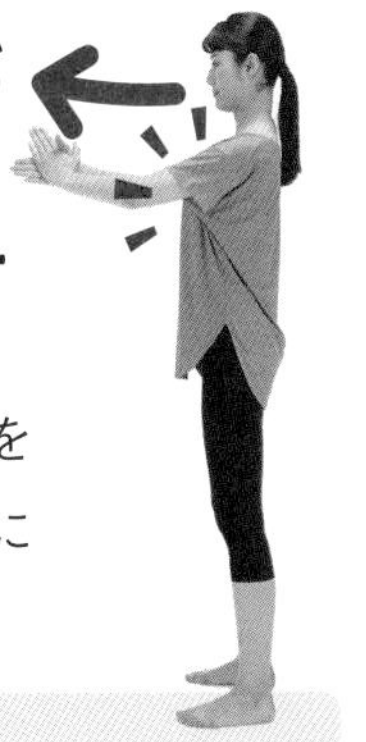

合わせた両手に軽く力を入れながら、両腕を前に伸ばしていきます。

3 体を右側にひねる

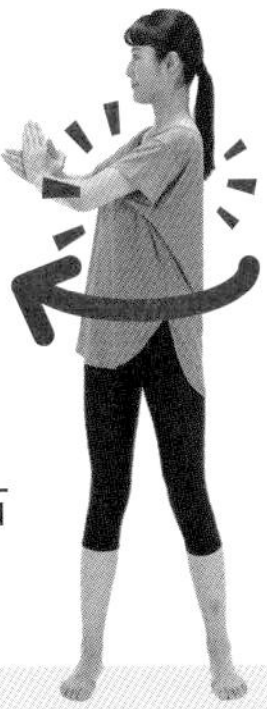

両腕を元の位置に戻し、そのままの姿勢で体を右側にひねっていきます。

4 体を左側にひねる

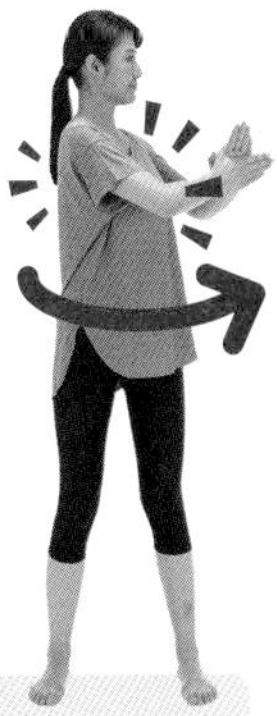

体を元の位置に戻し、今度は左側にひねっていきます。

5 両腕を頭上に伸ばす

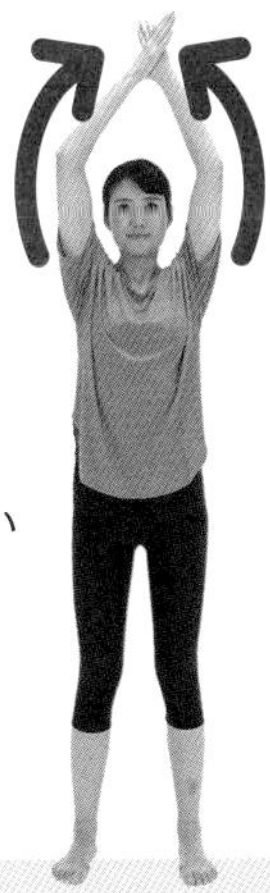

両腕を頭上に伸ばしていきます。

6 両腕を下ろす

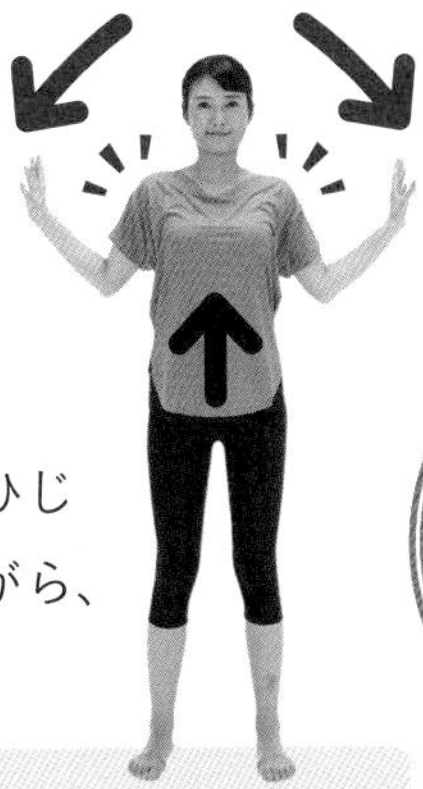

左右の見えない壁を押し広げるように、両ひじをゆっくりと曲げ、お腹を軽く引き上げながら、両腕を肩のあたりまで下ろしていきます。

1セットあたり
5〜10回

Exercise 6

お腹の運動①

内臓
を刺激する運動

使う主な筋肉

お腹の前側の筋肉（腹直筋）、**わき腹**の筋肉（側腹筋）

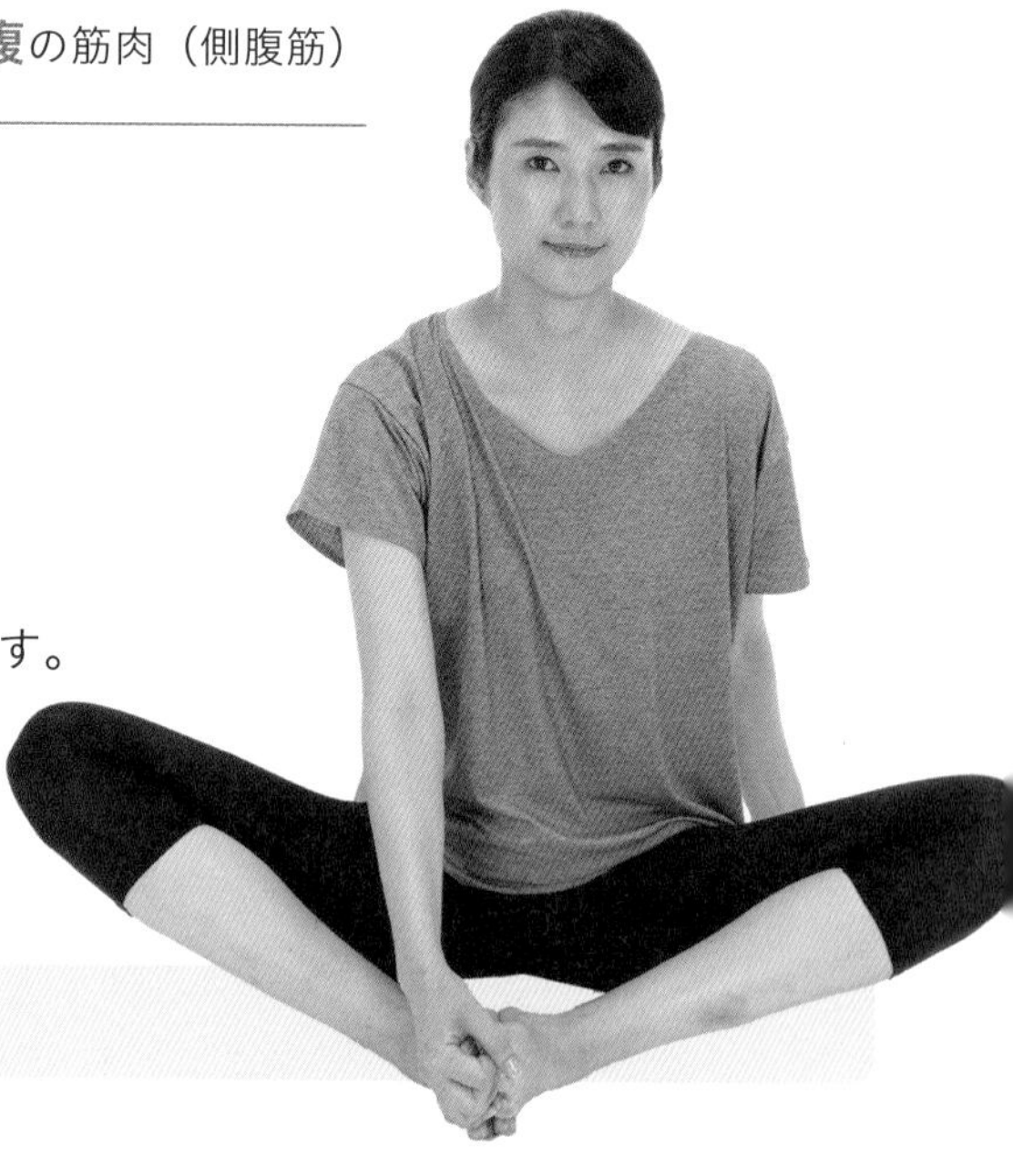

1 左右の足の裏を合わせて座る

左右の足の裏を合わせ、床に座ります。
この姿勢が難しい人は、
あぐらでもかまいません。

効果

・腹直筋は背骨を丸める際に働くほか、内臓の位置が下がるのを防ぐ働きをしています。ここを鍛えると、腰痛になりにくくなる、内臓の機能が高まる、基礎代謝がアップして脂肪がつきにくくなるなど、さまざまな効果があります。
・側腹筋は背骨を左右に曲げたり、ねじったりする際に働くほか、内臓の位置を安定させたり、排便を助けたりする働きがあります。ここを鍛えると、腰痛になりにくくなる、内臓の機能が高まる、基礎代謝がアップして脂肪がつきにくくなる、便通が良くなるなど、さまざまな効果があります。

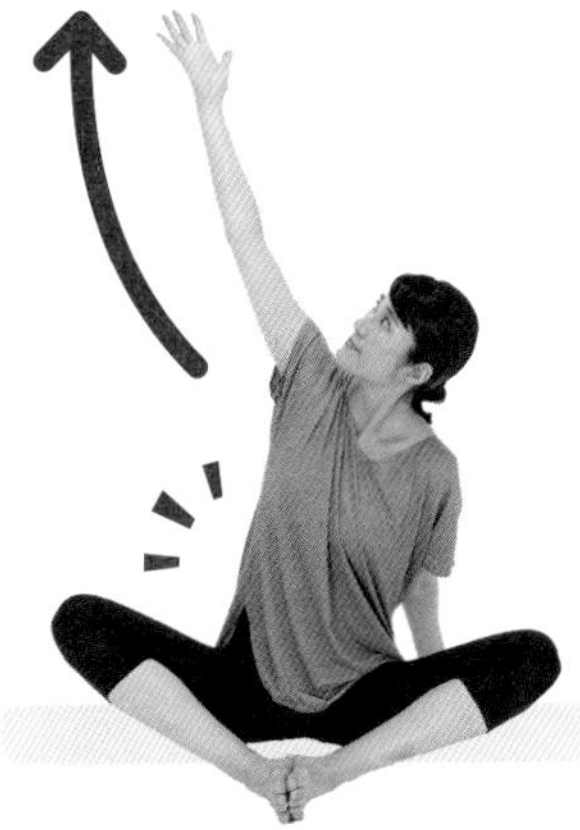

2 右腕を伸ばす

左手を床に置き（またはつま先をつかみ）、体を支えながら、右腕を斜め上にまっすぐ伸ばします。右の手のひらは開いたまま上に向け、視線は右手を追います。

POINT

腕を下ろすとき、手は軽くこぶしを作ります。

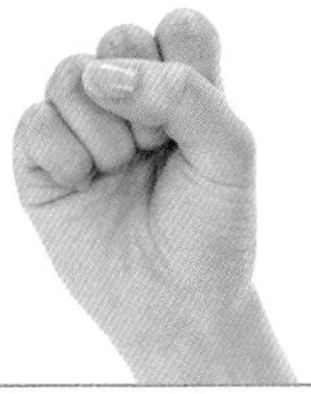

3 右腕を下ろす

上半身を丸めながら、右腕を体の左斜め前あたりに向け、右の手のひらをグーにして突き出すように下ろしていきます。

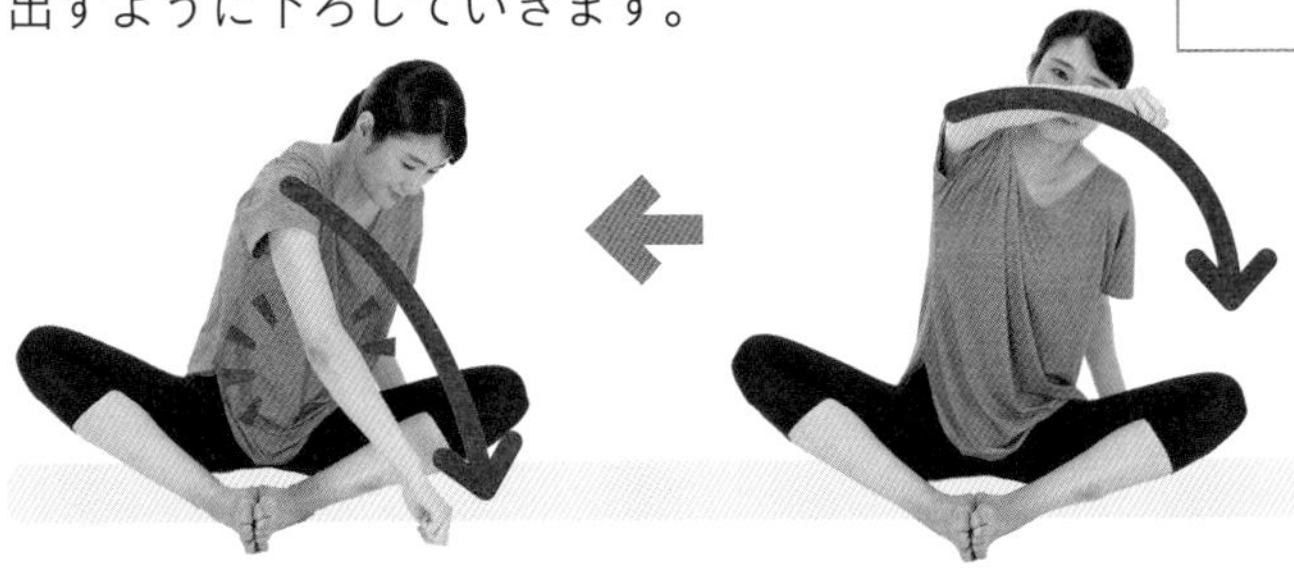

4 左右の手を替える

左右の手を替え、②〜③を繰り返します。

1セットあたり
左右
5〜10回
ずつ

Exercise 7

お腹の運動②

内臓
を刺激する運動

使う主な筋肉

お腹の前側の筋肉
（腹直筋）
わき腹の筋肉
（側腹筋）

1 体の左側を下にして、横になる

体の左側を下にし、右手を腰にあて、
左腕のひじを曲げて体を支えながら、
横になります。

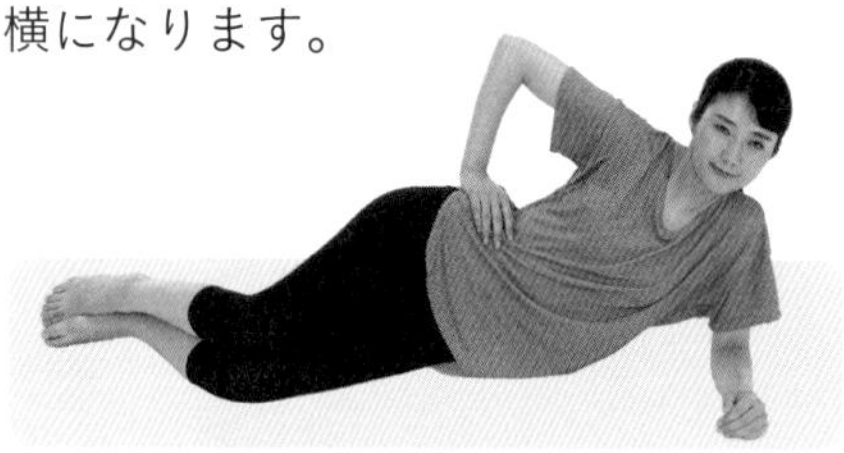

2 腰を床から浮かせる

左ひじと膝で体を支えながら、
腰を少し床から浮かせます。

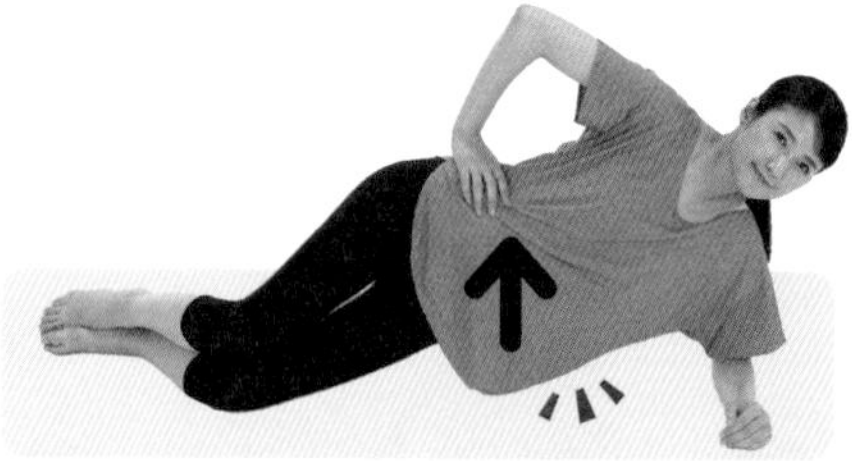

効果

・腹直筋は背骨を丸める際に働くほか、内臓の位置が下がるのを防ぐ働きをしています。ここを鍛えると、腰痛になりにくくなる、内臓の機能が高まる、基礎代謝がアップして脂肪がつきにくくなるなど、さまざまな効果があります。
・側腹筋は背骨を左右に曲げたり、ねじったりする際に働くほか、内臓の位置を安定させたり、排便を助けたりする働きがあります。ここを鍛えると、腰痛になりにくくなる、内臓の機能が高まる、基礎代謝がアップして脂肪がつきにくくなる、便通が良くなるなど、さまざまな効果があります。

3 上半身を起こし、左腕を体の右側へ伸ばす

浮かせていた腰を元に戻したら、体を右に少しだけ回転させ、上半身を起こします。そして、左の手のひらを閉じながら、左腕を体の右側に向けて伸ばしていきます。

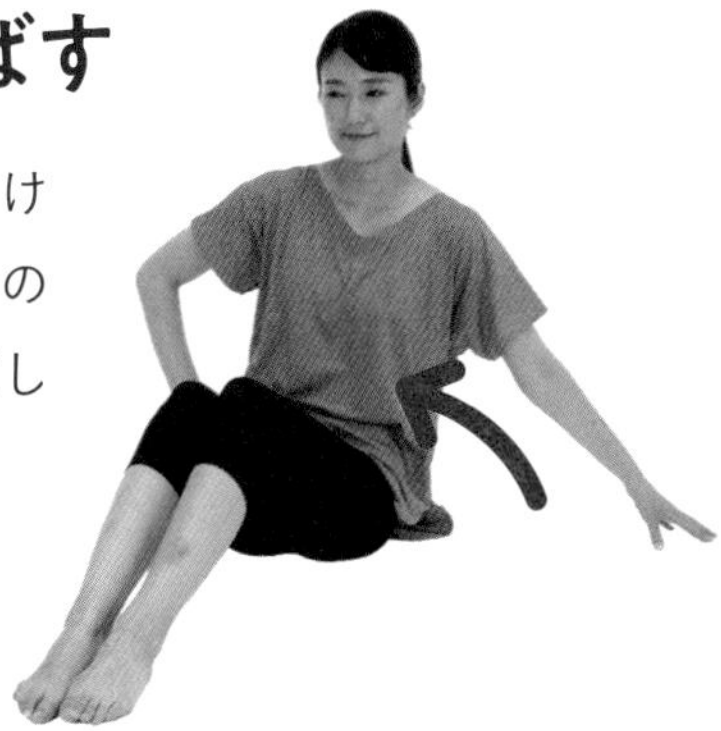

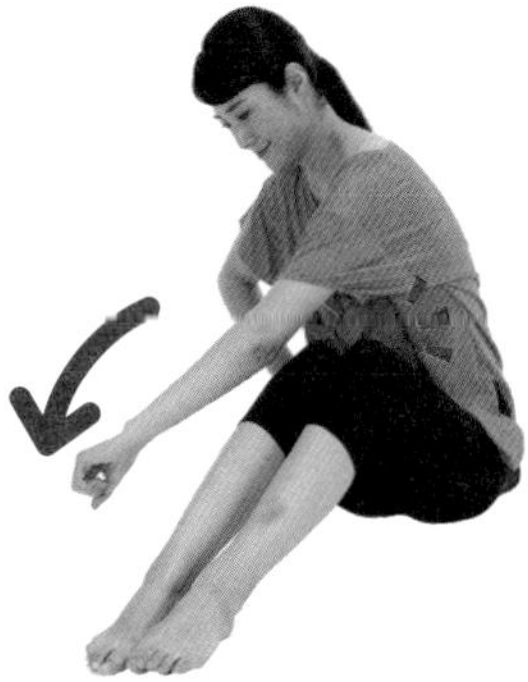

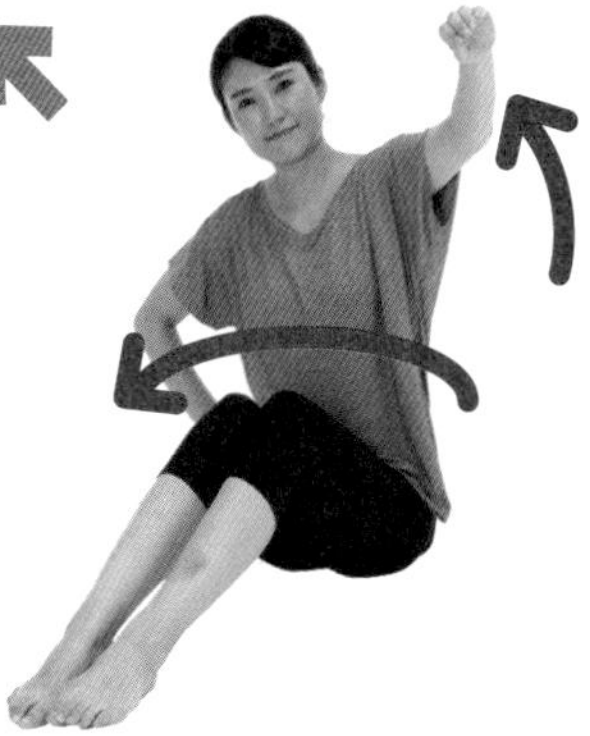

POINT

腕を体の反対側に向けて伸ばすとき、手は軽くこぶしを作ります。

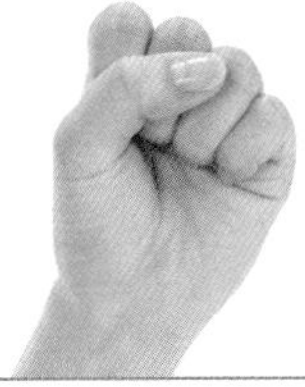

4 左右を替える

左右を逆にして、①〜③を繰り返します。

1セットあたり
左右 5〜10回 ずつ

いつでも、気が向いたときに

筋肉を柔らかくする5つの基本ストレッチ

ここからは、7つの運動と合わせて、みなさんにぜひやっていただきたい5つの基本ストレッチをご紹介します。


ストレッチを続けていると、筋肉が柔らかくなって関節の可動域が広がり、運動がやりやすくなり、効果も出やすくなります。

お風呂上がりでも、テレビを観ながらでも、運動の前でも、就寝前でも……。

気が向いたときに、気軽にやってみましょう。

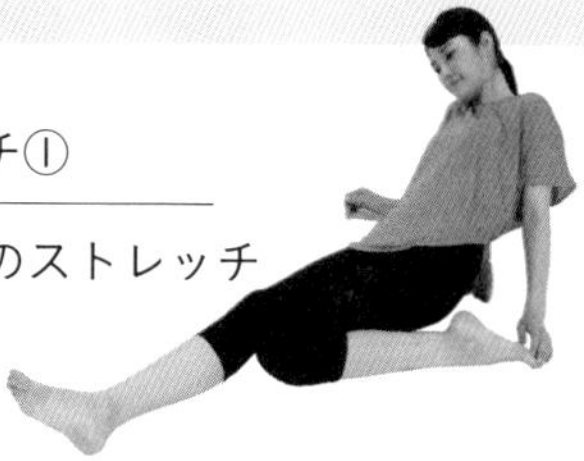

基本のストレッチ①
太ももの前側のストレッチ

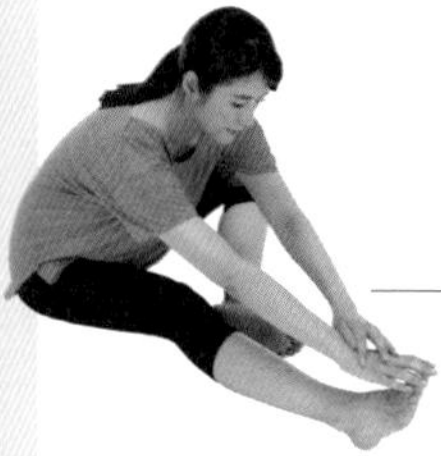

基本のストレッチ②
太ももの裏側のストレッチ

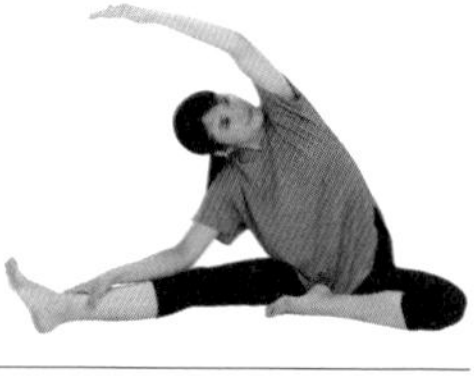

基本のストレッチ③
内もも・腰のストレッチ

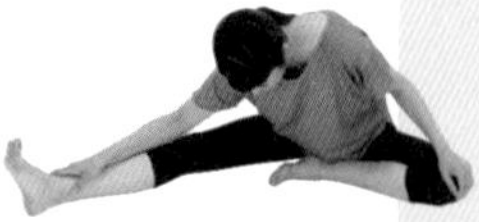

基本のストレッチ④
お尻のストレッチ

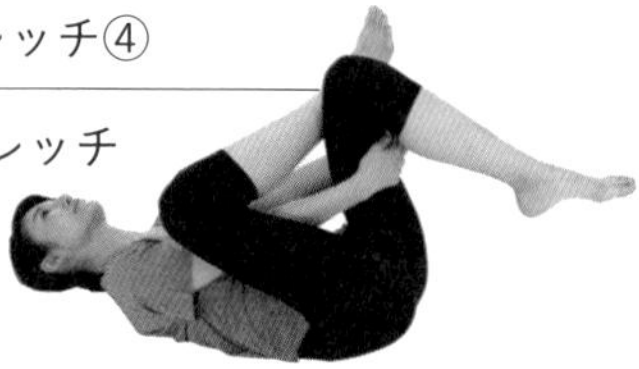

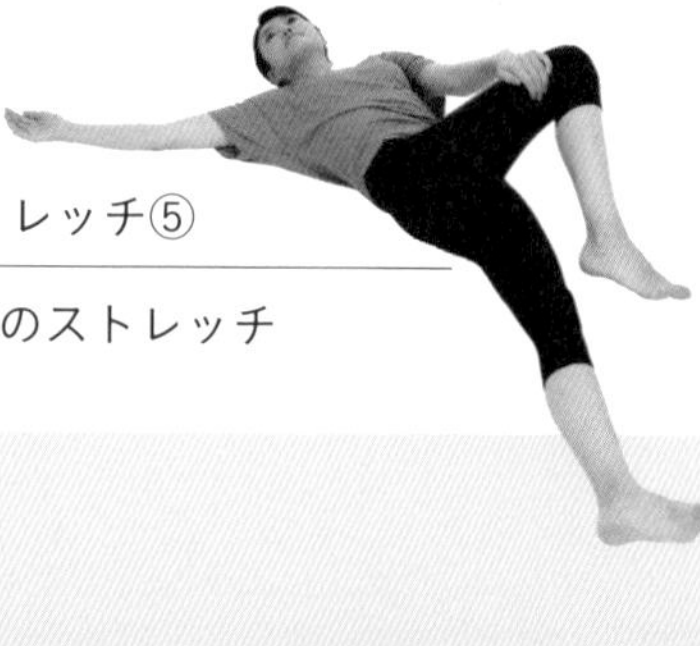

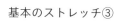

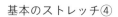

基本のストレッチ⑤
腰・全身のストレッチ

◎ストレッチには、こんな効果が！

ストレッチには、次のような2つの大きな効果があります。

①血流が良くなる！

筋肉は、収縮することにより、血流を促す働きをしています。

ストレッチによって筋肉を伸び縮みさせることで、血流が良くなり、内臓の働きや新陳代謝の活発化、免疫力アップなどが期待できます。

②筋肉が柔らかくなり、関節の可動域が広がる！

筋肉は、動かさずにいると硬くなりますが、ストレッチを続けていると、柔軟性が少しずつ復活し、関節の可動域が広がります。関節の可動域が広がると、体を動かしやすくなるため、運動能力が向上し、「運動がやりやすくなり、効果も出やすくなる」「日常生活の消費カロリーが増えて脂肪が落ちやすく、つきにくくなる」「けがをしにくくなる」など、健康面でさまざまなメリットが生まれます。

◎ストレッチ効果を上げるためのポイント！

次の4つのポイントをおさえることで、ストレッチの効果はさらに高まります。
みなさん、ぜひ意識してみてください。

①ストレッチは、できるだけ運動の前に行う

ストレッチと運動を続けて行う場合、できれば先にストレッチをしましょう。筋肉を柔らかくしてからの方が、運動がやりやすくなり、効果も高まります。なお、運動を始めて間もないころなど、もしかしたら筋肉痛に襲われることもあるかもしれませんが、そのときはストレッチをお休みしましょう。筋肉痛のとき、筋肉は炎症を起こし、より強く太い筋肉になるべく修復をしている最中です。この状態でストレッチを行うと、筋肉痛の治りが遅くなってしまったり、筋肉がかえって細くなってしまったりするおそれがあります。

②ゆっくりと呼吸しながら行う

緊張状態にあると、筋肉は硬くなり、ストレッチもしづらくなります。そのため、気持ちをリラックスさせることが、ストレッチ効果を高める一つのポイントとなります。心地良いと感じられるペースでかまいませんが、できるだけ深くゆっくりとした呼吸をし、気持ちをリラックスさせながら、ストレッチをしてみてください。

③正しいフォームを確認する

間違ったフォームでストレッチをすると、思わぬけがや故障につながるおそれがあります。できれば全身が映る鏡を見ながら、写真を参考に、正しいフォームをとっているか確認しながら行うようにしてください。

④左右の差を無理に埋めようとしない

手にも足にも左右がありますが、私たちはふだん、どうしても使いやすい方を使ってしまうため、手や足の柔軟性には必ず左右の差があります。しかし、ストレッチをする際、柔軟性の差を埋めようとして、動かしにくい方を無理に動かそうとすると、思わぬけがや故障につながるおそれがあります。少しずつ差は埋まっていきますから、左右差を気にしすぎず、マイペースにストレッチを続けることを心がけましょう。

太ももの前側のストレッチ

伸ばされる主な筋肉

太ももの前側の筋肉
（大腿四頭筋）

1 右足を伸ばして床に座る

両手で上半身を支えながら、右足を伸ばし、左足を曲げて床に座ります。

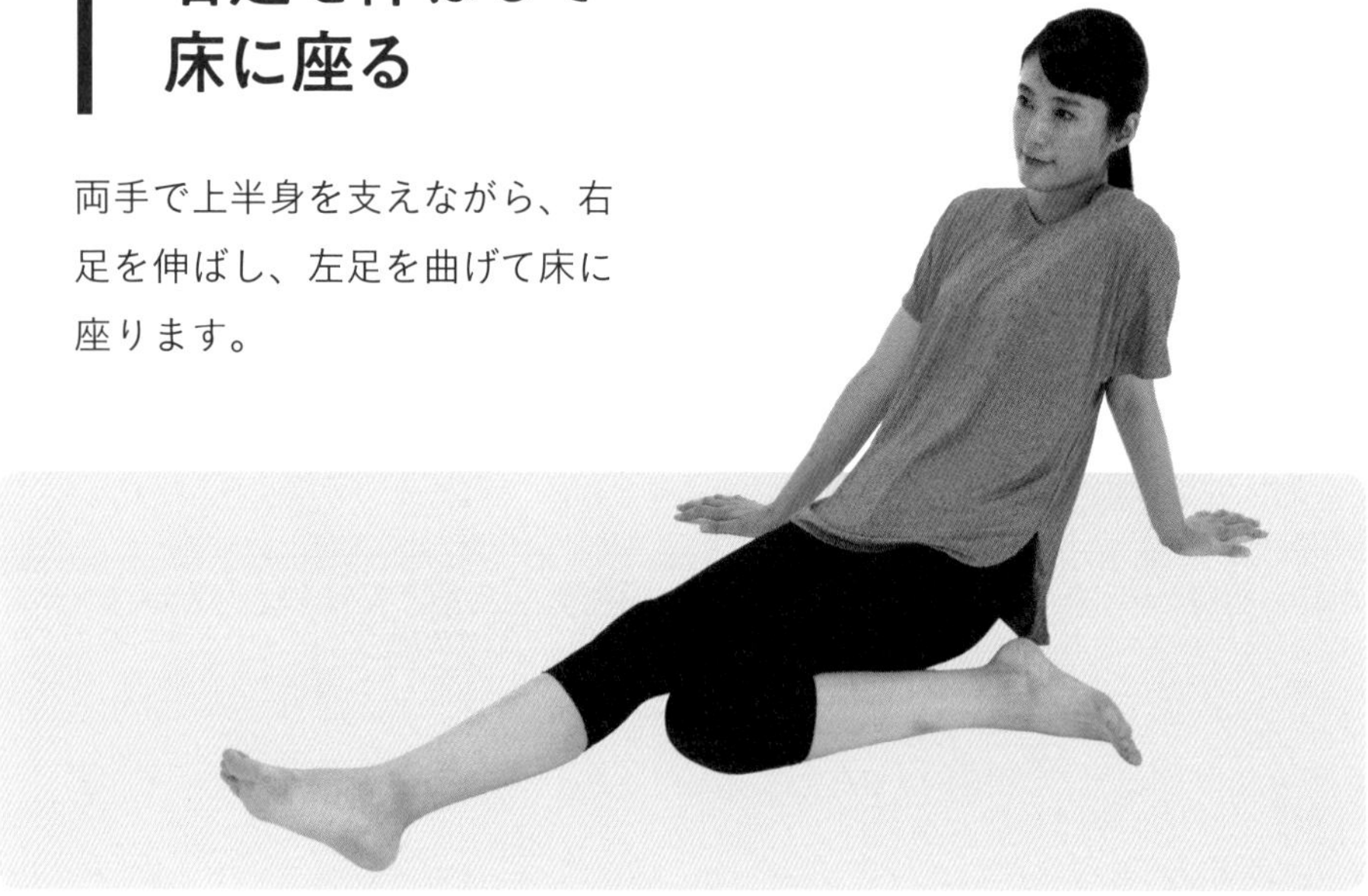

効果

・大腿四頭筋は立つ、歩くなど、下半身の主な動きと関係している、人体で一番大きな筋肉ですが、よく使われる筋肉だけに、何もせずにいると硬くなりやすいという特徴があります。大腿四頭筋をストレッチすると、疲労回復、腰痛の予防・改善、歩幅が広くなるなど運動時のパフォーマンス向上が期待でき、美脚効果もあります。

2 上半身を後ろに倒す

左足の太ももの前側の筋肉が伸びているのを感じながら、上半身をゆっくりと後ろに倒していきます。気持ちいいと感じられるところで、しばらく止めましょう。

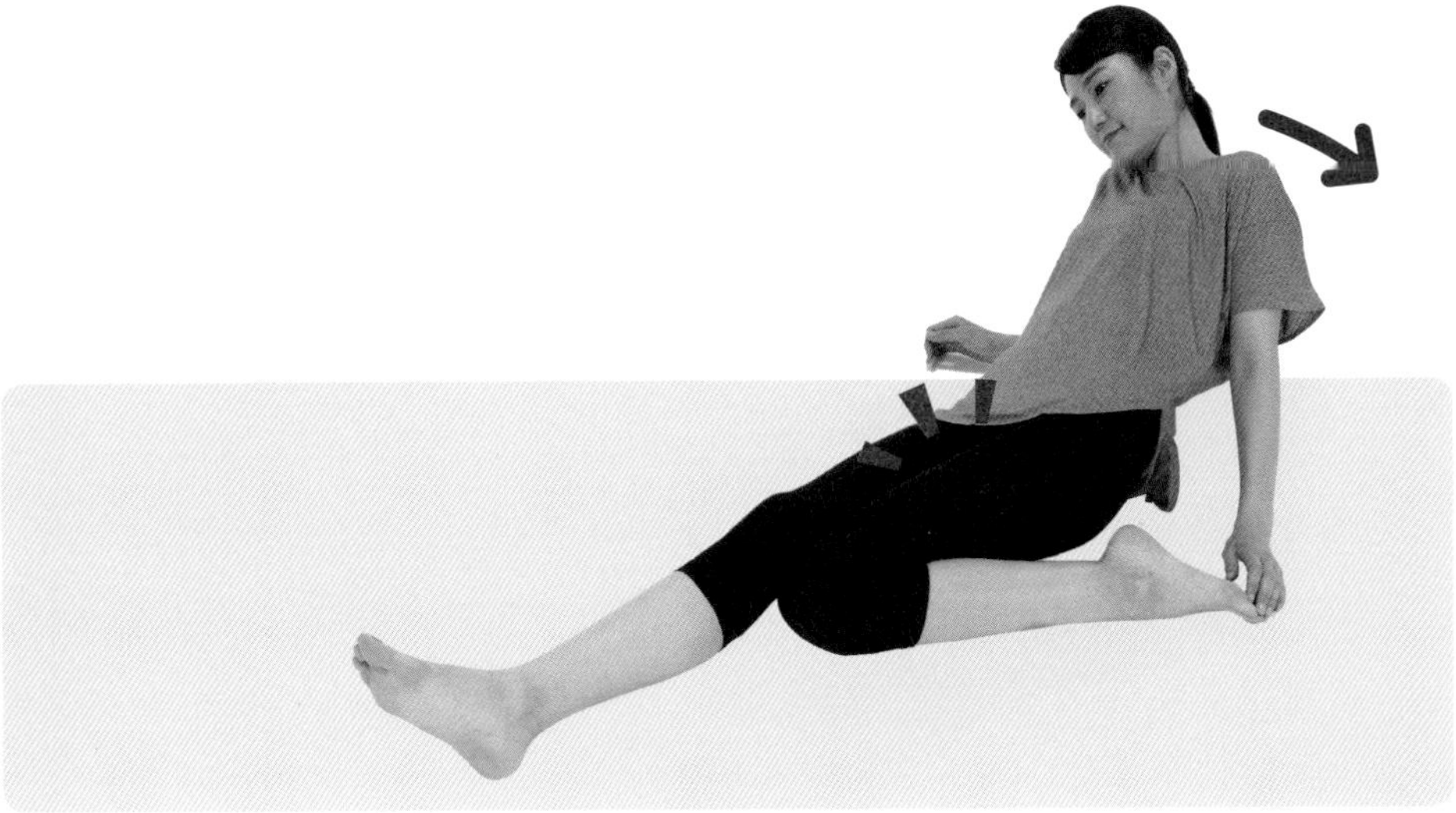

3 左右の足を替える

左右の足を替え、①〜②を繰り返します。

太ももの裏側のストレッチ

伸ばされる主な筋肉

太ももの裏側の筋肉
（ハムストリングス）

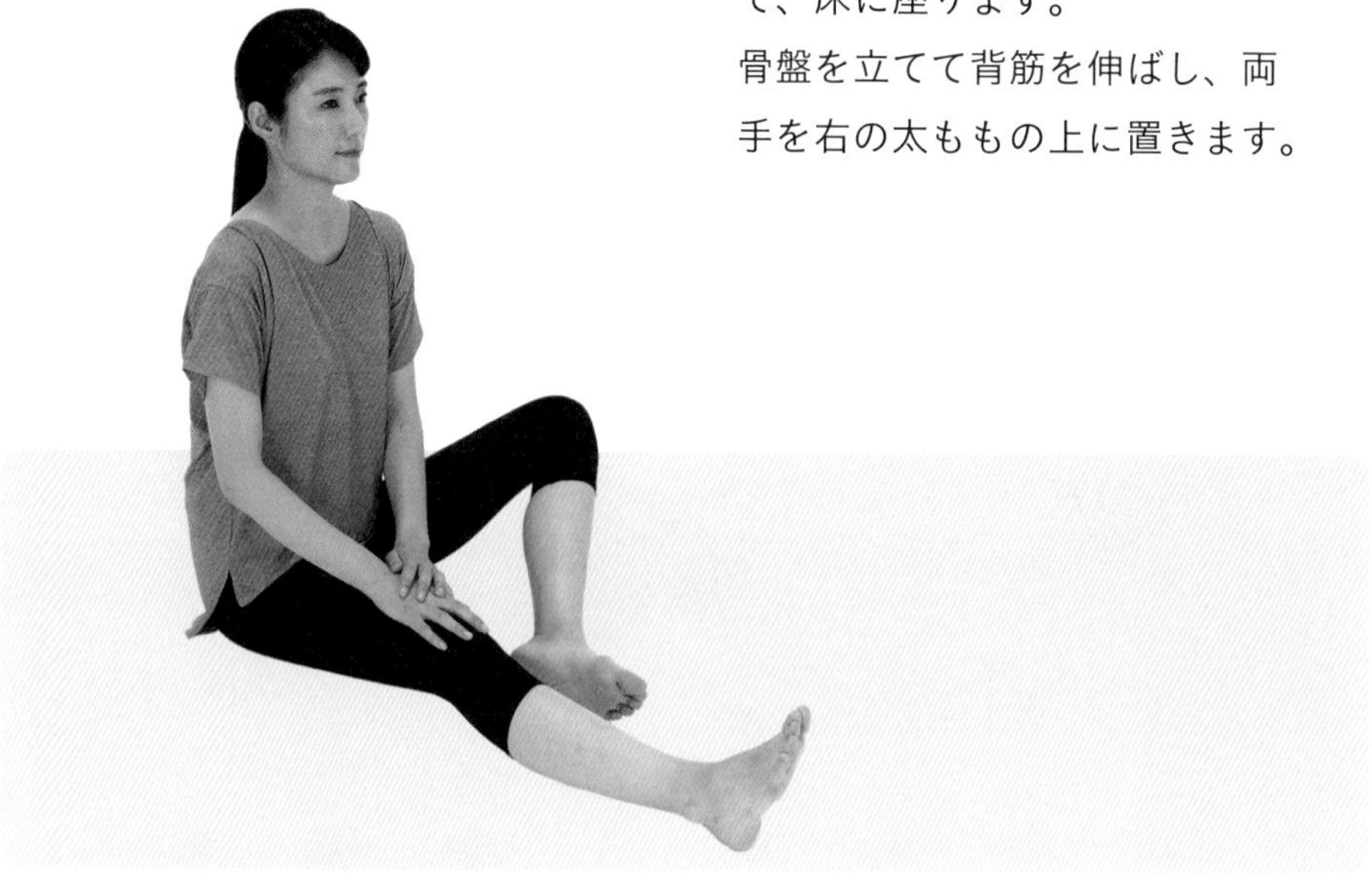

1 右足を伸ばして床に座る

右足を伸ばし、左足は軽く曲げて、床に座ります。
骨盤を立てて背筋を伸ばし、両手を右の太ももの上に置きます。

効果

・ハムストリングスは股関節や膝関節の動きに関係している大きな筋肉で、立つ、歩くなど、下半身の主な動きと関係していますが、やはりよく使われる筋肉だけに、何もせずにいると硬くなりやすいという特徴があります。ハムストリングスをストレッチすると、姿勢が良くなり、疲労回復、肉離れの予防、基礎代謝の向上、腰痛の予防・改善効果などが期待できます。

2 上半身を前に倒す

右足の太ももの裏側の筋肉が伸びているのを感じながら、上半身をゆっくりと前に倒していきます。気持ちいいと感じられるところで、しばらく止めましょう。

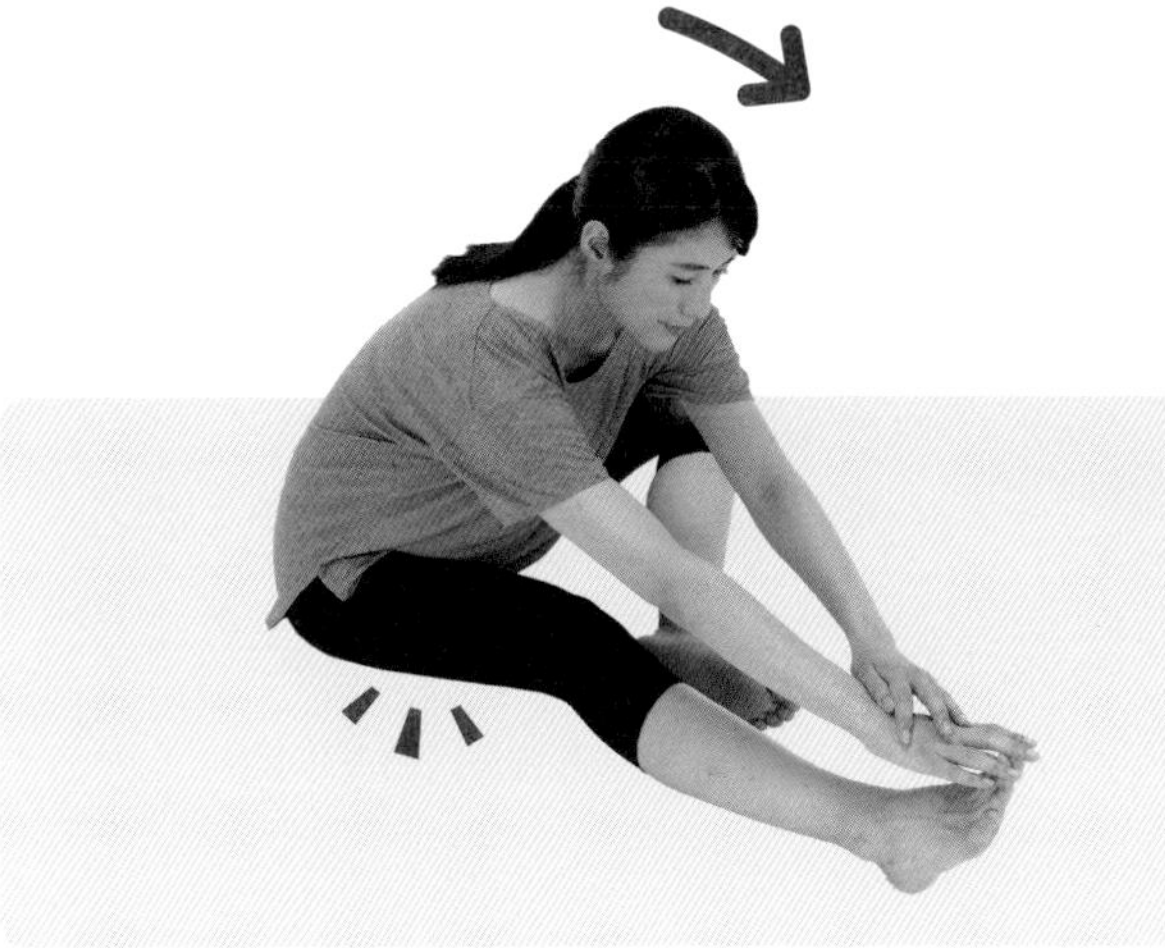

POINT

両腕は軽く伸ばし、可能であれば伸ばした方の足のつま先をつかみましょう。

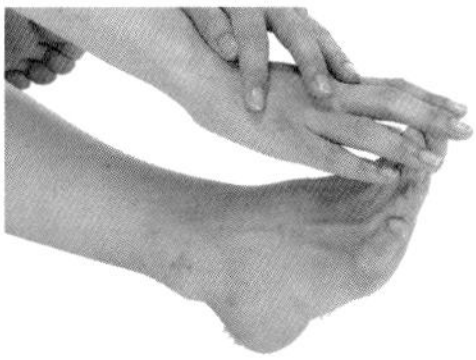

3 左右の足を替える

左右の足を替え、①〜②を繰り返します。

基本の
ストレッチ③

内もも・腰の
ストレッチ

伸ばされる主な筋肉

内ももの筋肉
（内転筋群）
腰の筋肉
（腰方形筋、脊柱起立筋）

1 足を開き、右足を伸ばして床に座る

足を開き、右足を伸ばして左足を曲げ、床に座ります。右手は右足、左手は左足の上に軽く置きます。

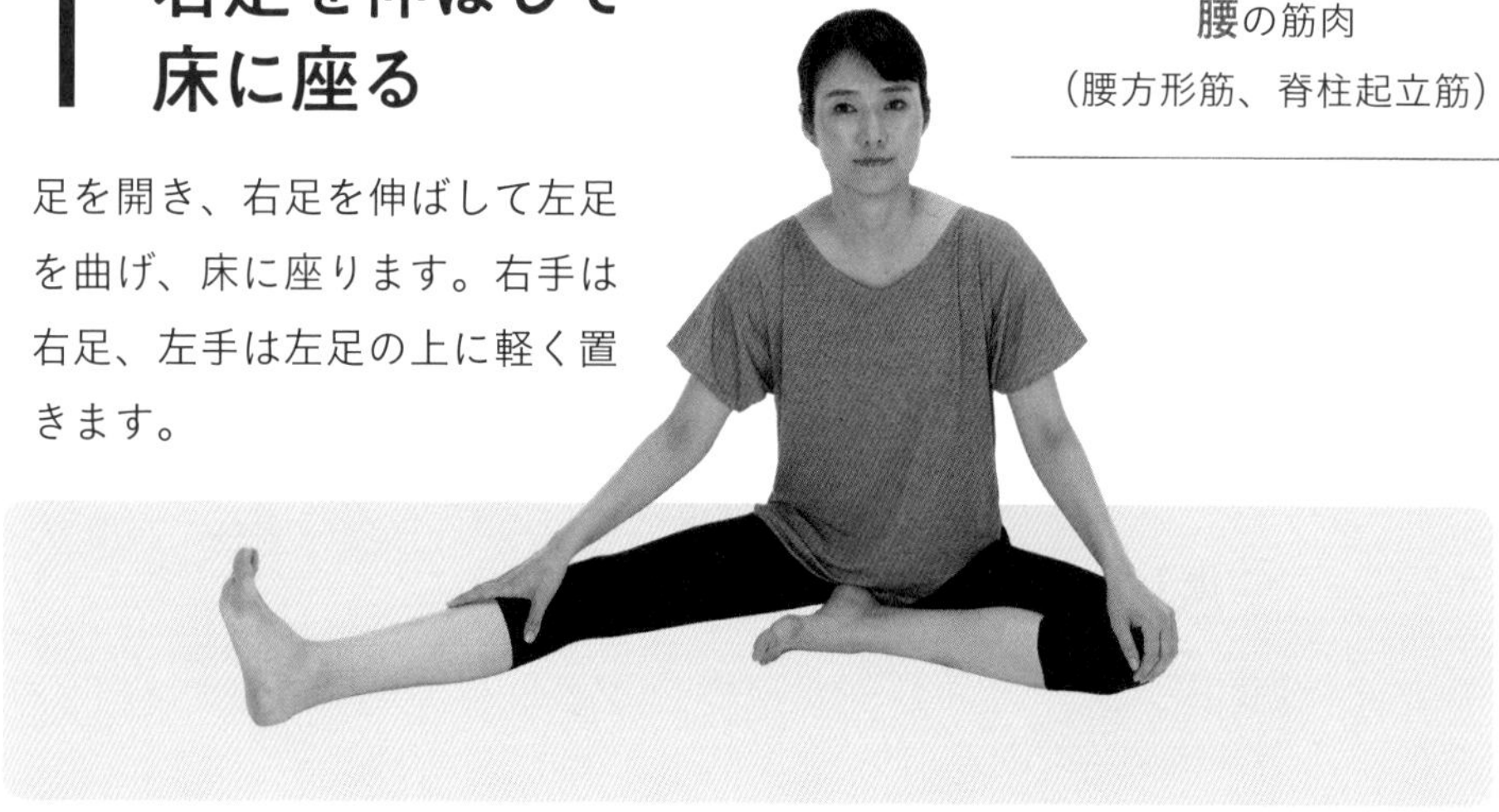

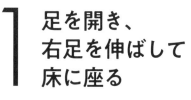

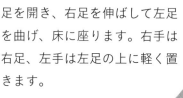

効果

・内転筋群は骨盤と股関節の動きに関係しています。内転筋群をストレッチすると、股関節の柔軟性が高まり、運動時のパフォーマンスが向上する、骨盤のゆがみが矯正され、姿勢が良くなるといった効果が期待できます。
・腰方形筋は腰椎を両側から支え、脊柱を安定させる役割を果たしています。腰方形筋をストレッチすると、姿勢が良くなり、疲労回復、背中や肩のこり、腰痛の予防・改善効果も期待できます。
・脊柱起立筋は背骨をまっすぐに保つ役割を果たしています。脊柱起立筋をストレッチすると、姿勢が良くなり、疲労回復、背中や肩のこり、腰痛の予防・改善効果も期待できます。

2 上半身を前に倒す

右足の内ももと腰の筋肉が伸びているのを感じながら、上半身をゆっくりと前に倒していきます。

その際、正面よりも、伸ばしている足（右足）の方にやや上半身を傾けます。

左足の膝が浮かないよう、左手で軽く押さえましょう。

気持ちいいと感じられるところで、しばらく止めましょう。

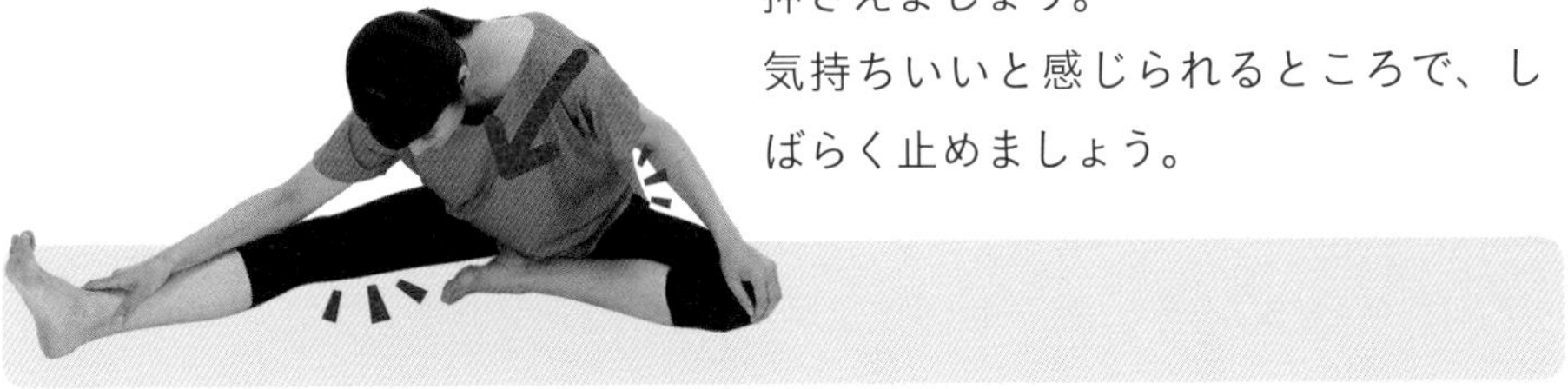

3 左腕を頭上で伸ばす

上半身を起こして左腕を伸ばし、体の左側の筋肉が伸びているのを感じながら、ゆっくりと頭上へ移動させます。

気持ちいいと感じられるところで、しばらく止めましょう。

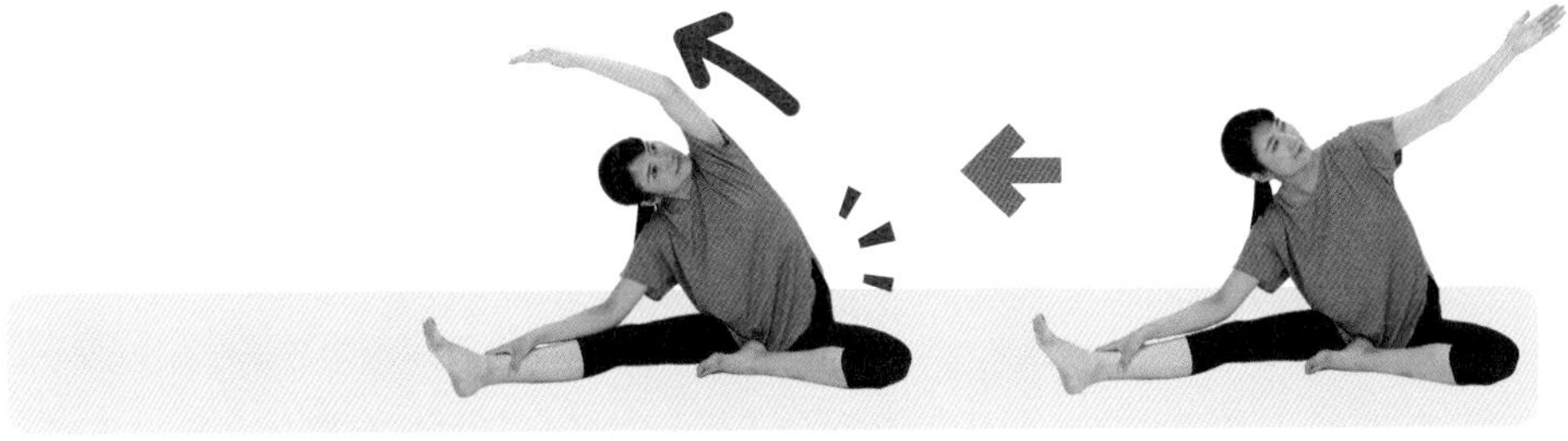

4 左右を替える

左右を替え、①〜③を繰り返します。

お尻の
ストレッチ

伸ばされる主な筋肉

お尻の筋肉
（臀筋群）

1 床にあおむけになり、「4」の形に足を組む

床にあおむけになり、軽く曲げた左足の膝の上に右足首を乗せます。

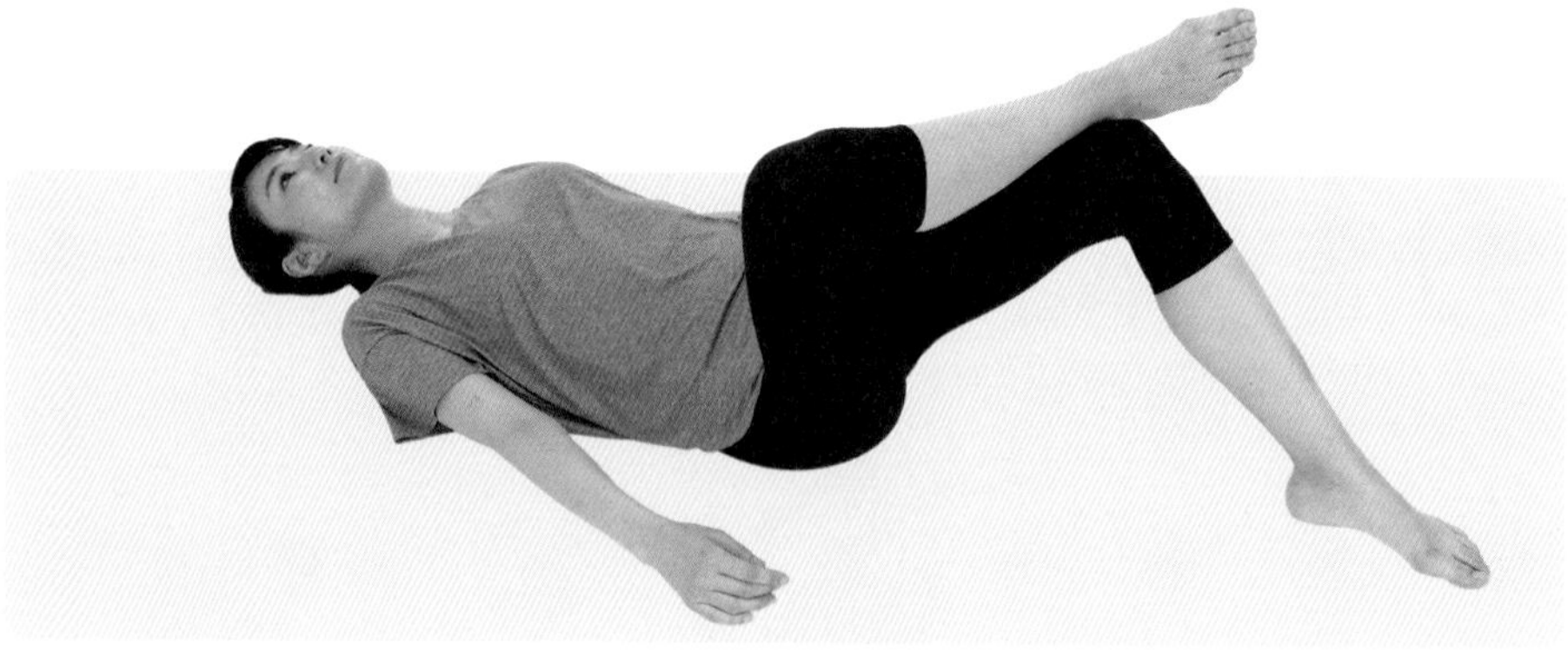

効果

・臀筋群は歩く、走るなど、下半身のさまざまな動きと関係しており、股関節や背骨を正しい位置に固定し、歩行などの際の衝撃から守る働きもしています。臀筋群をストレッチすると、股関節の柔軟性向上、肉離れなどの予防、転倒リスクの軽減、腰痛の予防・改善、下半身のむくみ解消、ヒップアップ効果などが期待できます。

2 左足を引き寄せる

左足のもも裏で両手を組み、お尻の筋肉が伸びているのを感じながら、左足を引き寄せます。

気持ちいいと感じられるところで、しばらく止めましょう。

できる人は、両手をすねまで回してもかまいません。

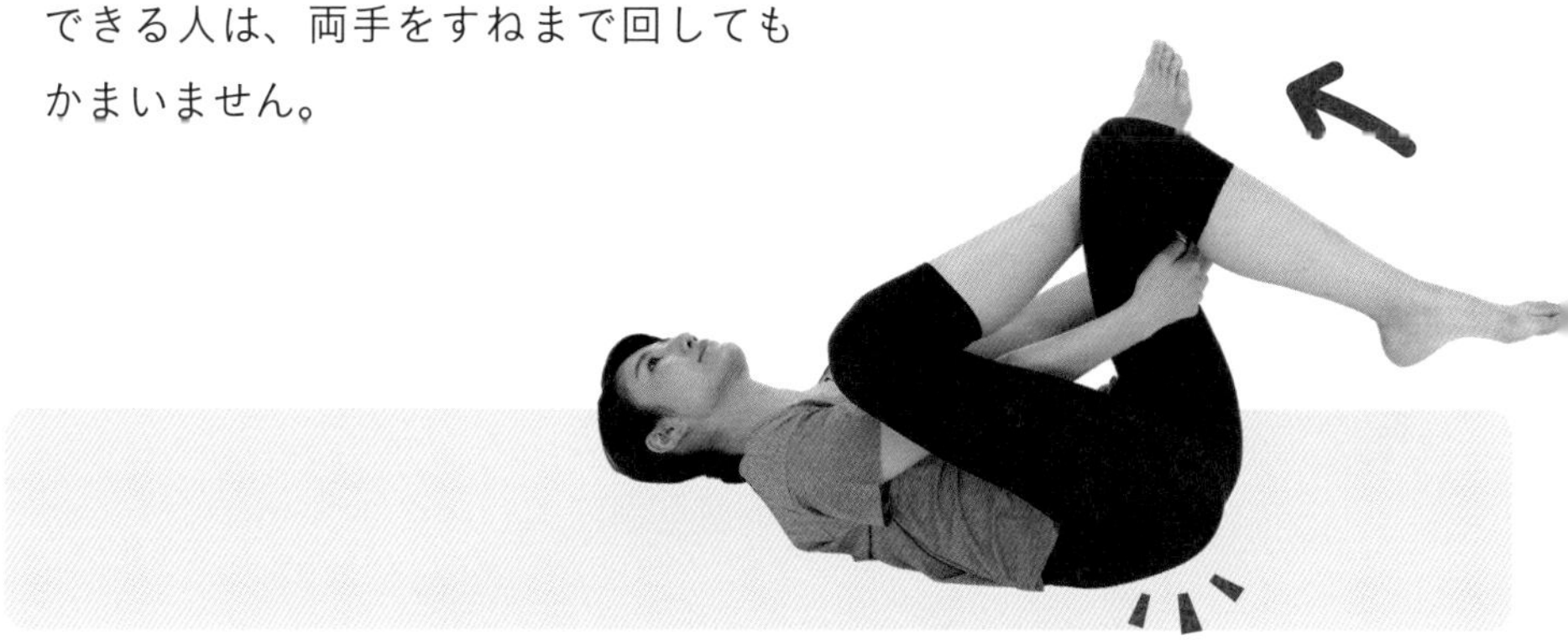

3 左右の足を替える

左右の足を替え、①〜②を繰り返します。

腰・全身のストレッチ

基本のストレッチ⑤

伸ばされる主な筋肉

腰・お腹まわりの筋肉全般
ほかに**胸**の筋肉（大胸筋）
腕の筋肉（腕筋群）など

1 床にあおむけになる

両手両足を伸ばし、床にあおむけになります。

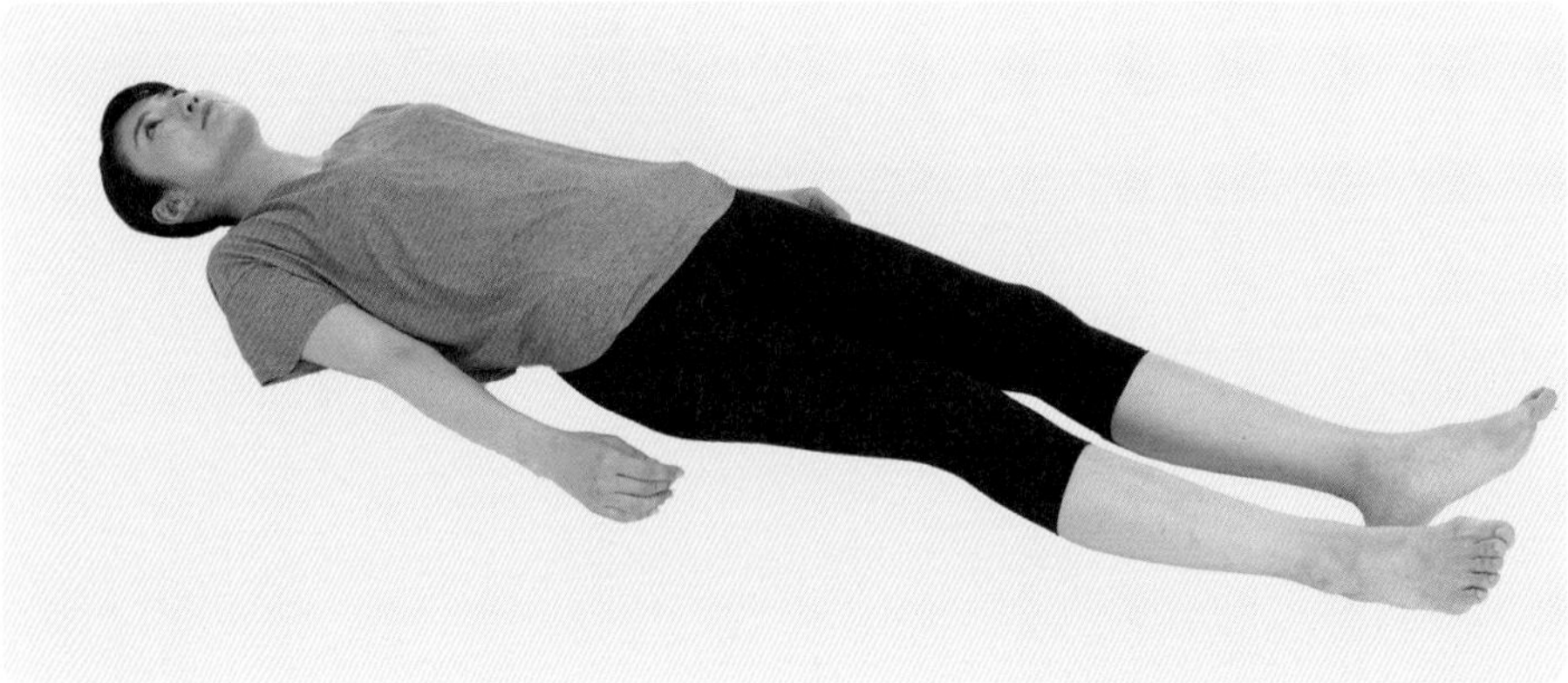

効果

・腰のまわりには、腰方形筋、脊柱起立筋のほかに、腸腰筋、骨盤底筋群などがあり、お腹のまわりには、腹直筋、側腹筋などがあります。また、このストレッチでは胸や腕の筋肉なども伸ばすことができ、姿勢が良くなる、疲労回復、背中や肩のこり、腰痛の予防・改善効果、バストアップおよびヒップアップ効果、お腹の引き締め効果などが期待できます。

2 右足を曲げ、上半身を右側へ倒す

右足を曲げ、膝を少し上半身に引きつけ、左手を膝の上に置いて、下半身ごと左側にひねります。

同時に、右腕を伸ばし、腰まわりの筋肉が伸びているのを感じながら、上半身を軽く右側にひねります。

気持ちいいと感じられるところで、しばらく止めましょう。

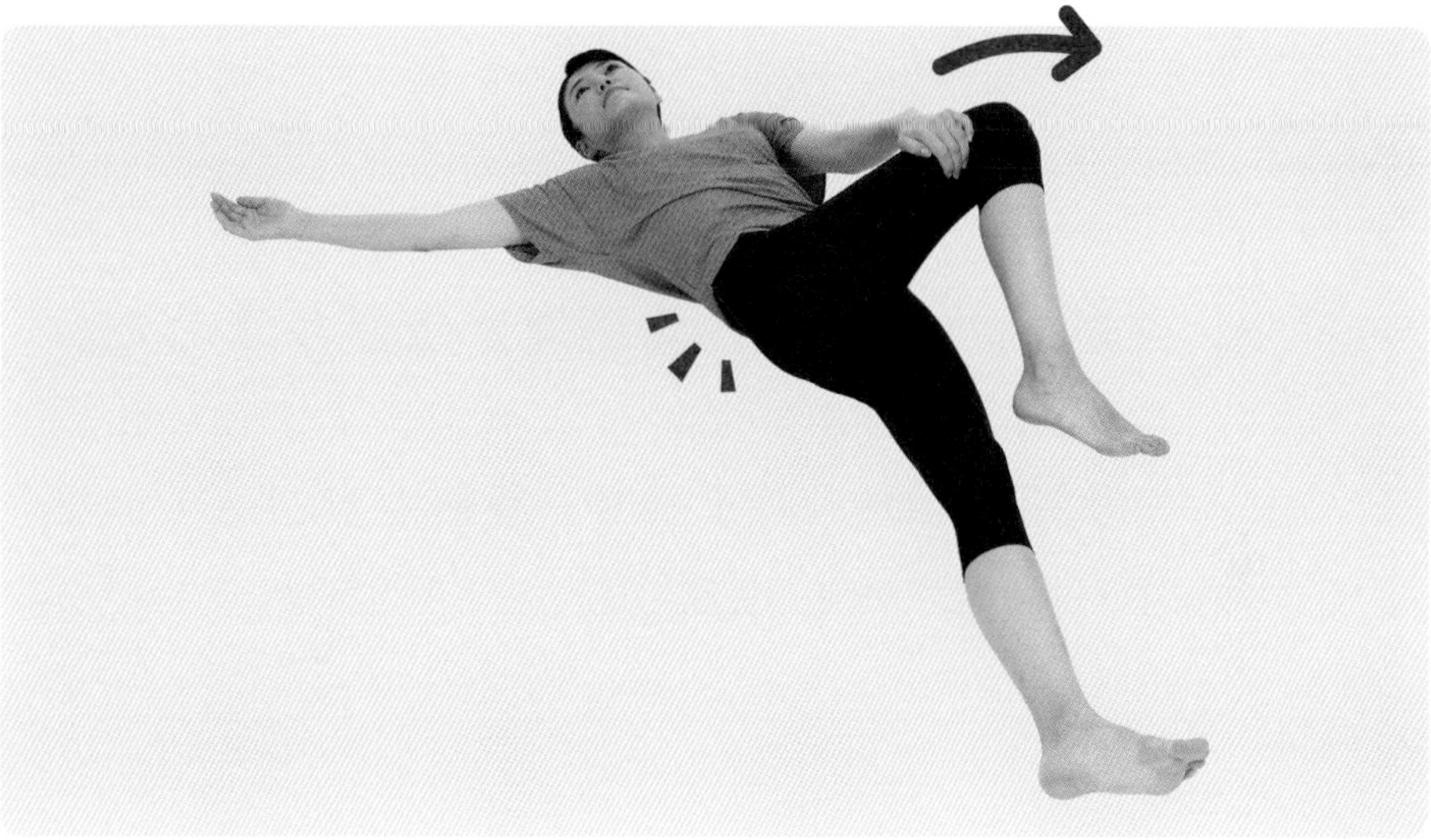

3 左右を替える

左右を替え、①〜②を繰り返します。

週2回の運動で、こんなに健康に！実践者の声

姿勢が良くなったと言われるようになり、**ぎっくり腰にならなくなりました！**　以前より体が軽く感じられるようになったせいか、毎日すっきりした気分で過ごしています。

（60代／女性／主婦）


運動を始めてから、**骨密度が上がりました。**また、以前は歩いていてよくつまずいていたのですが、それもなくなり、家族が安心しています。（80代／女性／主婦）

以前はたいてい140mmHgを超えていた最高血圧が、110mmHgにまで下がりました。**お腹のまわりも少しすっきり**したような気がします。

（50代／男性／会社員）

胃腸が弱く、すぐにお腹を壊していたのですが、最近は**トイレに行く回数が減りました。**おかげで、気兼ねなく外出できるようになり、運動量が増えて、**夜もぐっすり眠れるようになりました。**（70代／男性／自営業）

冷え症で、冬はもちろん、夏場も会社のクーラーがつらかったのですが、運動を始めてから、以前ほど寒く感じなくなりました。**下半身のむくみもとれ、すっきりして見えるようになった**ので嬉しいです。（40代／女性／会社員）

デスクワークが多いので、どうしても首や肩がこることが多かったのですが、週2回、体を動かすようになっただけで、かなり楽になりました。また、**仕事への集中力も上がった**ような気がします。（40代／男性／会社員）

第　4　章

内臓リセット健康法を実践！

～ 医師がすすめる一週間の過ごし方 ～

プチ断食、運動をするなら。これが理想のスケジュール！

私は、前著『「空腹」こそ最強のクスリ』（アスコム刊）の中で、空腹の時間を作ることで、いかに健康面でさまざまなメリットが得られるかをお伝えしました。

同書はおかげさまでご好評をいただき、「体調が良くなった」「脂肪が落ちた」といったご感想もたくさんいただいたのですが、一方で、「毎日、空腹の時間を作るのは難しい」という声もしばしば耳にします。

また、私自身は毎日、朝と夜に腕立て伏せ、腹筋、背筋をしていますが、ふだんあまり運動していない人、筋力が落ちている人、高齢者の方などにとっては、そうした運動を毎日行うのはおそらくハードルが高いでしょう。

どんなに効果のある健康法でも、楽しく無理なくやらなければ意味がありません。

無理をすれば、続かなかったり、反動が出たり、けがをしたり、ストレスがたまったりしてしまいます。

健康にとってストレスは大敵であり、健康法を実践するためにストレスをためてしまっては本末転倒です。


そこで、私なりに、みなさんに楽しく無理なく、「内臓リセット健康法」を実践していただくために**「ウィークリー・ルーティーン」**を考えてみました。


本書ではこれまで、週1回のプチ断食×週2回の運動をおすすめしてきました。

このやり方なら、毎日プチ断食をする必要も、毎日運動をする必要もありません。

週に1回でも内臓を休め、オートファジーを活性化させることができれば、体は確実にリフレッシュします。

初めてプチ断食にチャレンジする人、ふだんあまり運動をしない人でも、無理なく取り組んでいただけるのではないでしょうか。

なお、運動の頻度を週2回としているのは、筋肉の「超回復」を利用するためでもあります。

超回復とは、「筋力トレーニングの後、48～72時間（24～48時間という説もあります）程度の休息をとることにより、トレーニング前よりも筋肉の総量が増える」現象のことです。

運動を無理なく続けるためにも、体に負荷をかけすぎないためにも、運動の効果を高めるためにも、適度なインターバルをあけましょう。

ところで、みなさんの中には、もしかしたら「両方を同時に始めるのはハードルが高い」「まずは、どちらか一つだけチャレンジしたい」と思われる人がいるかもしれません。

「どちらか一つだけを選べ」と言われたら、私はやはり、「週に1回のプチ断食」をおすすめします。

すでにお伝えしたように、空腹の時間を作るだけで、内臓を休め、脂肪を燃焼させることができますし、オートファジーが、がんの発症予防、高血圧や糖尿病などの生活習慣病、喘息《ぜんそく》やアトピー性皮膚炎などのアレルギー性疾患、関節リウマチなどの自己免疫性疾患、うつ病や統合失調症などの改善、風邪やインフルエンザ、新型コロナウイルスなどの感染症といった疾患の予防にも効力を発揮することが、さまざまな研究でわかっています。

しかし、できればみなさんには、プチ断食と運動を両方行っていただきたいと思っています。

コロナ禍が長引いたり、テレワークが定着したりすれば、いずれ筋肉量・筋力の低下の問題が深刻化し、心身の不調に悩まされる人が増えると思われるからです。

何より、プチ断食の効果に、**筋肉量キープ効果、オートファジー促進効果**が加われば、健康を維持するうえで鬼に金棒です。

次ページ以降に一週間のスケジュールを掲載しますので、ぜひ参考にし、今日からでも実践してみてください。

平日

月　火　水　木　金

どこか一日だけ運動しよう！
おすすめは、火曜〜木曜！

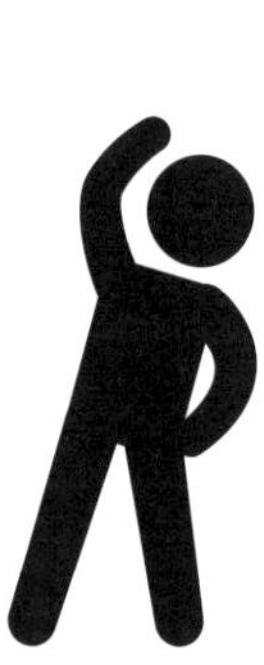

◎平日は食事制限などはなし

◎筋トレ後の超回復を利用したいので、
火曜～金曜の運動がおすすめ

◎第３章で紹介した運動をやろう

◎７つの運動で、１日あたり合計20分程度を目安に

◎より健康になりたければ、
第５章の「朝活」を加えてみよう

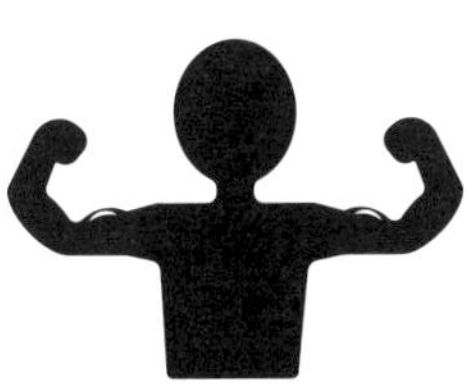

休日（土曜）

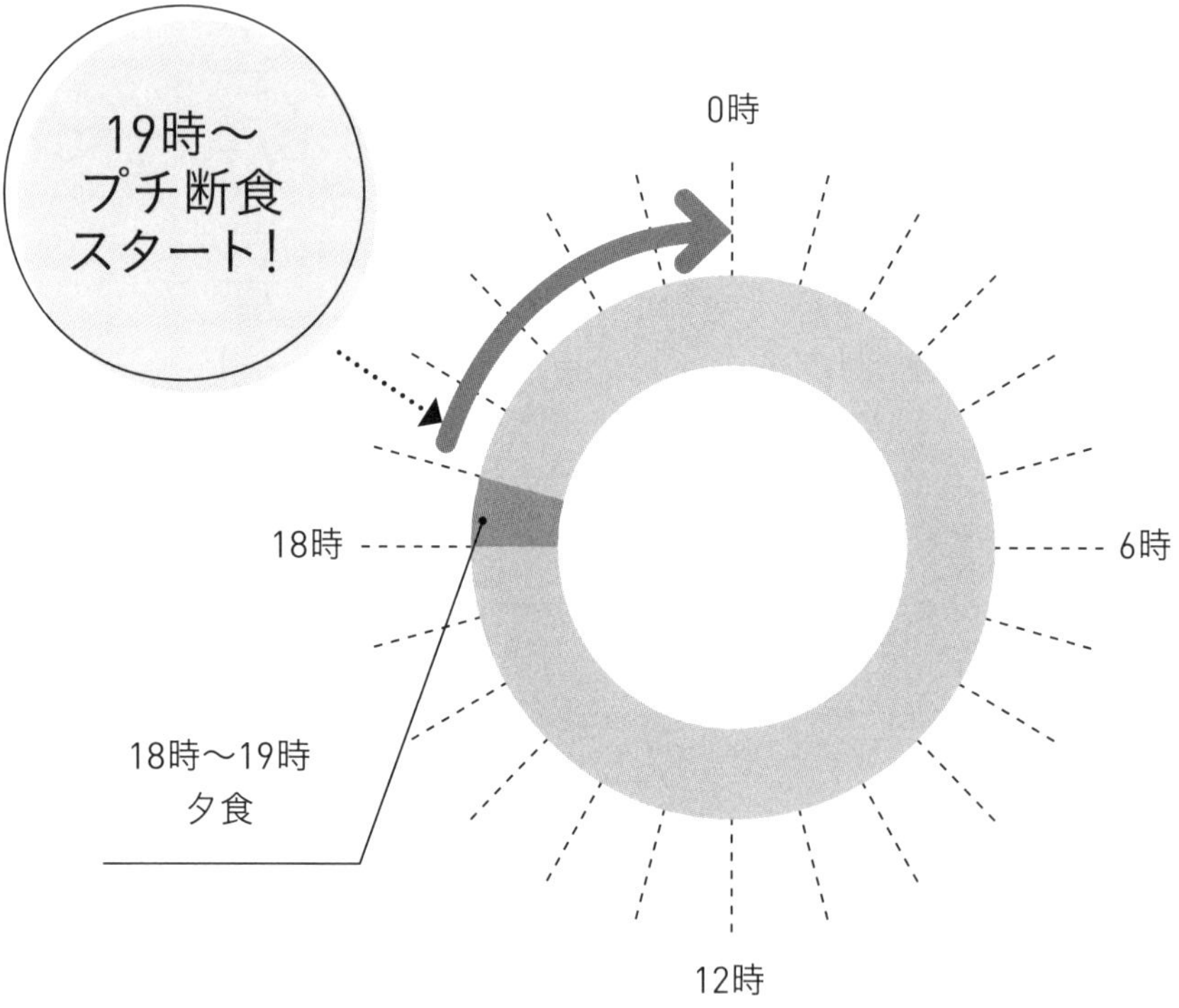

土曜の朝食や昼食に制限はありません。
夕食は何を食べてもOK!
目的は16時間程度の空腹の時間を作ることなので、
20時に食べ終わるなら、日曜の昼食の時間を調整しましょう。

休日（日曜）

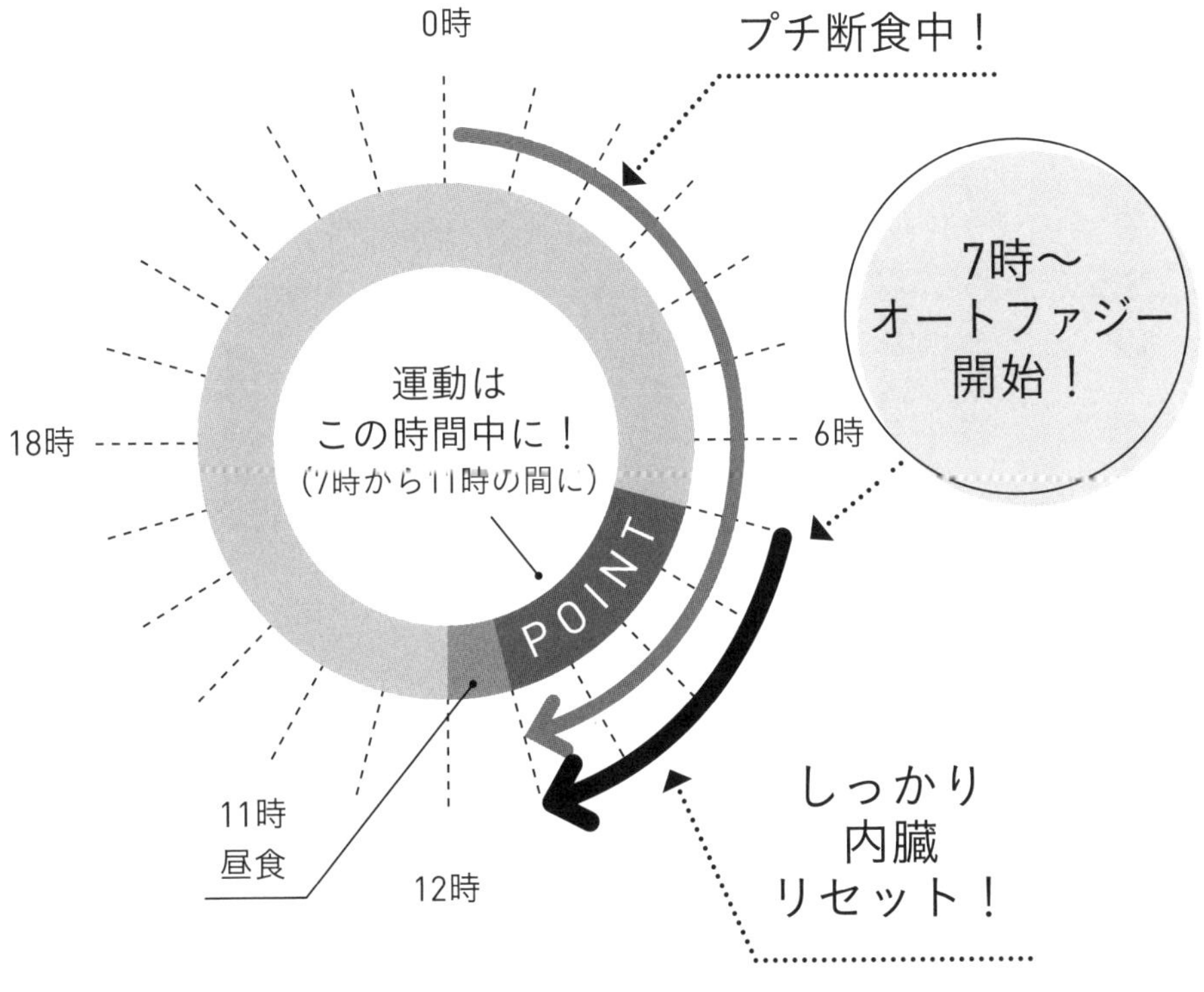

これで16時間のプチ断食に！
内臓リセット大成功！

日曜の夕食はお好きな時間に。昼食、夕食に食べるものの制限はなし。月曜の朝食もOK!

週2回目の運動は、オートファジーを加速させるため日曜の朝に。オートファジー中の7時から11時の間が効果的。

朝食を抜き、朝、運動をする。これで内臓リセットが完成します。

朝断食に慣れてきたら、より効果の高い夜断食にチャレンジしよう

これまで、私はみなさんに、「オートファジーを働かせるため、週末の朝食をカットし、16時間の空腹の時間を作る」ことをおすすめしてきました。

空腹に慣れるまでは、夜、好きなものを食べて、睡眠時間の延長で朝食をカットするほうが、楽にプチ断食にチャレンジできるからです。

しかし、朝断食を何度か経験し、空腹の状態に慣れ、空腹があまり苦にならなくなったら、ぜひ**「夜断食」**にチャレンジしてみてください。

夜断食のほうが、朝断食よりも、より高い内臓リセット効果が期待できるからです。

もちろん、週に1回でかまいません。

平日は仕事上のつきあいなどもあるでしょうから、たとえば土曜日の夜、一食だけカットするのです。

13時に昼食をとり、夕食をカットすれば、翌朝5時には16時間の空腹が達成できます。

夜断食の方が、朝断食よりも内臓リセット効果が高くなるのは、サーカディアンリズムに合っているからです。

サーカディアンリズムとは体内時計のことであり、生物が生まれながらにもっている生活リズムのことです。

体内時計は、私たちの体のほとんどの細胞に存在し、「時計遺伝子」とよばれる遺伝子によってコントロールされているといわれています。

私たちは、基本的には「昼間に活動し、夜間に休む」という、地球の自転周期に合ったリズムに沿って生活しています。

昼間は交感《こうかん》神経が優位になって体温が上がり、脳や体を緊張・興奮させるアドレナリンや、抗ストレスホルモンのコルチゾールなどが分泌されて、体は「活動モード」になりますが、夜になると、副交感神経が優位になって体温が下がり、成長ホルモンや、睡眠を促すメラトニンなどが分泌され、体は「休息モード」になります。

もちろん内臓も、本来は夜間に休むのがベストです。

体が活動モードに入っており、内臓が活発に働いていてエネルギー消費量も多い昼間に食事をとり、内臓を含め、**体が休息モードになる夜間**は食べるのを控えるのが、本来の生体リズムには合っており、**内臓をよりゆっくり休める**ことができます。

また、食べてすぐに眠ると、消化不良が起こったり、眠りが浅くなったり、胃酸が逆流して逆流性食道炎が起こりやすくなったりもしますし、「起床後に朝食をとると、慢性炎症やインスリン抵抗性が軽減され、糖尿病などのリスクが減り、逆に夜遅くに食事をとると、肥満や心臓病、糖尿病などのリスクが高くなる」との研究結果が、複数の論文で発表されています。

このように、「内臓をリセットし、体の不調や病気を遠ざける」うえで、夜断食には、さまざまなメリットがあります。

ただ、昼食を食べた後、何も口にせず、空腹のまま眠るのは難しいかもしれません。朝断食に慣れ、**「もう一段階上のプチ断食をやってみたい」**と思った方は、あくまでも無理のない範囲で、最初のうちはナッツ類やサラダなどで空腹を紛《まぎ》らせつつ、チャレンジしてみてください。

週1回の夜断食にも慣れてきたら、予定や体調などに合わせて、朝食抜きと夕食抜きを組み合わせ、無理のない範囲で、少しずつプチ断食を行う日を増やしていくと良いでしょう。

オートファジーによる健康効果が、さらに高くなるはずです。

第 5 章

内臓リセットに
一日10分の朝活を加えて

～ 最強の免疫力を手に入れよう ～

カンタンにできる朝の4つの習慣で、免疫力がアップする

すでにお伝えしたように、私は毎日、「朝活」を行っています。
いずれも健康に良く、内臓リセット効果を高めてくれるものばかりですから、みなさんもぜひ、「空腹の時間＋運動」に加えて、実践してみてください。

朝活の内容は以下の通りです。
これを、平日・週末問わず、毎朝行います。

- **乾布摩擦（乾いた布で全身をこする）**
- **丹田《たんでん》呼吸（おへそのあたりを意識した深い呼吸を何度か繰り返す）**
- **日光浴（太陽の光を浴びる）**

・リズム運動（リズミカルな運動を行う。散歩でもよい）

いずれも簡単にできることばかりですし、トータルの所要時間は10分程度です。日光浴に至っては、乾布摩擦や丹田呼吸をしながら、あるいは通勤時、駅に向かうまでの数分間だけでかまいません。

しかし、たったこれだけで、

・血流が良くなり、新陳代謝が促される。
・自律神経のバランスが整う。
・幸せホルモン「セロトニン」の分泌が増える。
・活性型ビタミンDの濃度が高まる。

といった健康効果が得られ、免疫力が大幅にアップし、心身のさまざまな不調が改善されるのです。

ではさっそく、それぞれのやり方や効果について、詳しくお伝えしましょう。

乾布摩擦で免疫細胞を活性化させ、病気知らずの体に！

乾いた布で体をこする、乾布摩擦。

40代以上の方であれば、子どものころ、特に冬場に、「体を丈夫にするから」「風邪の予防になるから」と、家や学校で乾布摩擦をさせられた経験があるのではないでしょうか。

1980年代に、一時全国的なブームになったものの、「健康に良いという科学的な根拠がない」「皮膚を傷めるリスクがある」など、さまざまな理由であまり行われなくなった乾布摩擦ですが、近年、「乾布摩擦を続けていると風邪をひきにくくなる」「乾布摩擦が大きな病気の予防になる」ことを裏付ける統計データも報告されており、再び注目を集めています。

私自身、**さまざまな医学論文にあたったうえで、乾布摩擦の健康効果に確信**を持っており、舌がんを患ってからは、毎朝、乾布摩擦を行っています。

乾布摩擦がなぜ健康に良いかというと、布の摩擦で皮膚に刺激を与えることによって、皮膚に分布している自律神経を刺激するからです。

みなさんも実際に乾布摩擦をやってみたら、どんなに寒い冬の朝でも、ものの数分で、体がぽかぽかと温まってくるのを感じられるはずです。

それこそが、自律神経が刺激され深部体温が上昇した証拠です。

では、自律神経が刺激されると、どんなメリットがあるのでしょうか。

まず、免疫力がアップします。

人間の免疫力の中心的な役割を担っている免疫細胞は、血流に乗って全身をかけめぐり、ウイルスなど、外部から侵入してきた異物や、がん細胞などがいないかをチェックし、見つけ次第、排除したり殺したりします。

免疫力がアップすれば、風邪をはじめとする感染症やがんなどの病気を、より防ぎやすくなります。

乾布摩擦で深部《しんぶ》体温を上昇させれば、冷え性や、冬の寒さによる不定愁訴《ふていしゅうそ》の改善も期待できます。

さらに、**皮膚に刺激を与えることで、自律神経のバランスが整う**ともいわれています。

自律神経とは、「暑いときに汗をかいて体温を下げる」「食べものを消化する」といった具合に、体温や新陳代謝、呼吸、血液循環、内臓の働きなどを調整する神経のことで、体が活動的なときや緊張状態にあるとき、興奮しているときに優位になる交感神経と、リラックスして落ち着いているときに優位になる副交感神経の2つから成り立っています。

私たちが心身共に健康であるためには、交感神経と副交感神経のバランスが取れている必要がありますが、ストレスや生活習慣の乱れ、環境やホルモンバランスの変化などによってバランスが崩れると、体がほてったり、だるくなったり、下痢や便秘を起こしやすくなったり、免疫力の質が低下してアレルギー症状が起こったり、イライラしたり……といったさまざまな症状が表れます。

乾布摩擦によって自律神経のバランスを整えることができれば、こうした症状の緩和も期待できます。

次ページ以降のやり方にしたがって、まずは試しにやってみてください。

◉乾布摩擦のやり方

【用意するもの】

■タオルもしくは手ぬぐい

素材は何でもかまいませんが、柔らかく肌触りの良いものがいいでしょう。80㎝〜1m程度の長さのフェイスタオルやスポーツタオルなら、扱いやすく、背中も楽にこすることができます。

■薄手のTシャツ

肌を直接布でこするイメージが強い乾布摩擦ですが、それでは刺激が強すぎて、肌の弱い人は炎症を起こしてしまうおそれがあります。服の上からでも十分に効果が得られるので、薄手のTシャツなどの上からこするようにしましょう。

【乾布摩擦の基本の流れ】

乾布摩擦を行う前に、できれば窓を開けましょう。

特に冬場は、最初のうちは寒いかもしれませんが、すぐに体が温まりますし、冷たい空気に触れることで、交感神経が刺激されます。

また、寒さに体をさらす寒冷刺激は、**ウイルスやがん細胞などと闘ってくれる免疫細胞（NK細胞）の活性を上げる**こともわかっています。

ただ、心臓に持病がある方や糖尿病、高脂《こうし》血《けつ》症、脳血管障害の方は、急激な温度の変化により、体に負担がかかるおそれがありますので、かかりつけ医に相談し、くれぐれも無理はなさらないでください。

さて、布で体をこする際には、心地よさを感じる程度の強さとスピードを心がけ、強くこすりすぎて皮膚を傷めないよう、注意してください。

また、シャワーを浴びた後など、体が濡れた状態でこすると、やはり皮膚を傷めてしまうので、必ず、体が完全に乾いた状態で行いましょう。

こする順番としては、

①足の先から膝へ
②手の先からひじへ
③膝から足の付け根へ
④ひじから肩へ
⑤お腹から胸へ
⑥背中全体

といった具合に、手足の先端から体の中心に向かってゆっくり進んでいくのが基本ですが、あまりそこにこだわりすぎず、ご自身のやりやすい順番でかまいません。

足、腕、お腹、胸、背中をひと通りこすることができれば大丈夫です。

乾布摩擦は5～10分程度行うのが理想的だといわれていますが、私は3分程度です。

体がぽかぽかしてきたら、やめていただいてかまいません。

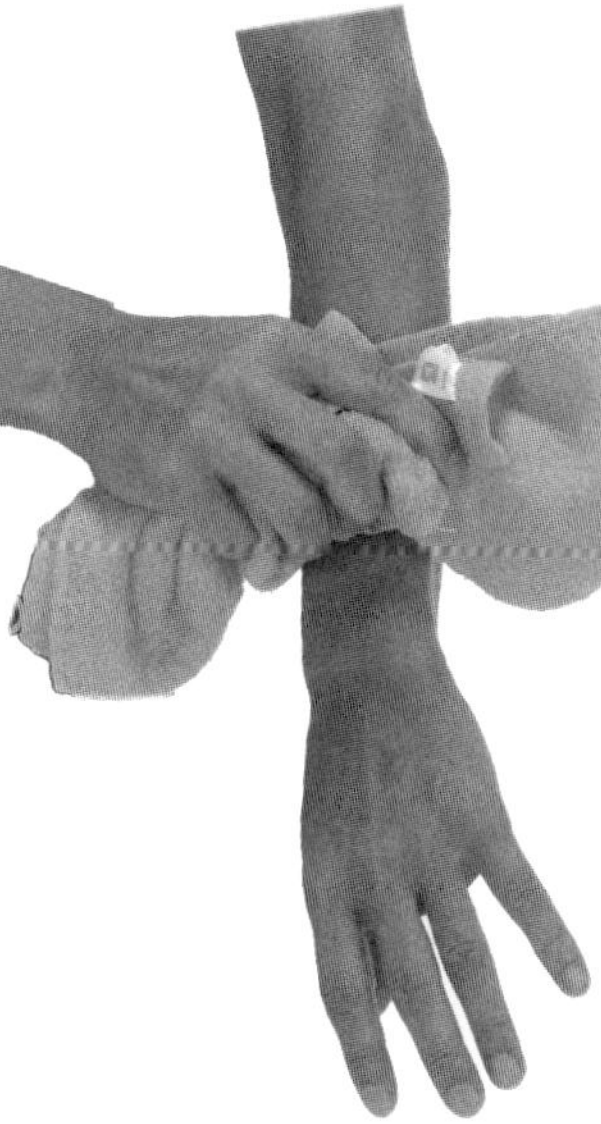

手の先からひじへ、足の先から膝へ。手足の先端から体の中心に向かって、柔らかいタオルで、心地よさを感じられる程度にやさしくこすります。

背中をこするときは、お風呂で背中を洗うときのようにタオルを伸ばし、右手と左手で両端を持って動かしましょう。

丹田呼吸で自律神経を整え、代謝を促し、幸せホルモン「セロトニン」の分泌を増やす

朝活の2つ目は、「丹田呼吸」です。

「丹田」とは、東洋医学などで用いられる言葉で、おへそから指3〜4本分下がったあたりにあるツボのことです。
丹田には全身の「気」が集まり、丹田に力を入れることで、健康と勇気が得られるともいわれています。

丹田呼吸とは、その名の通り、丹田を意識した深い呼吸をすることです。

やり方は、きわめて簡単です。

①背筋を伸ばして軽く目を閉じ、手（片手もしくは両手を重ねて）を丹田のあたりに置く。立ったままでも、座ってもよい。
②丹田に意識を集中しながら、口から息をゆっくり吐き出す。
③体の中の空気を完全に吐ききったら、今度は鼻からゆっくり空気を吸い込む。

これだけです。

あとは、②と③を何度か繰り返しましょう。

乾布摩擦の後、続けてやっていただくと、さらに体が温かくなるはずです。

さて、ここで、みなさんにお聞きします。

ためしに一度、時間を計りながら、息をゆっくりと全部吐ききり、「もうこれ以上は無理」というところまで、ゆっくり吸ってみてください。

トータルで、どのくらい時間がかかりましたか？

「30秒もたなかった」というあなたは、呼吸が浅くなっている可能性があります。

今、呼吸が浅くなっている人が多いといわれています。

その原因の一つとされているのが、姿勢の悪さ。

長時間のデスクワークやスマホ操作などにより、現代人はどうしても背中が丸く、猫背気味になりがちです。

しかし、そのような姿勢では胸部が圧迫され、**呼吸筋**（胸郭《きょうかく》のまわりにある、呼吸をする際に使う筋肉群）を十分に動かすことができず、深く空気を吐いたり吸ったりすることができなくなります。

ストレスも、浅い呼吸の原因となります。

深い呼吸をするためには、一度、肺の中の空気を吐き出しきってから、空気を吸わなければなりません。

ところが、ストレスを抱え、交感神経が優位な状態だと、吸うことがメインの呼吸となり（逆に、リラックスしていて副交感神経が優位な状態だと、吐くことがメインの呼吸になります）、肺の中の空気を吐き出しきれず、新たに吸える空気の量が減ってしまうのです。

また、運動時には自然と多くの空気を吸ったり吐いたりしますが、運動量が減ると、呼吸はどうしても浅くなりがちです。

新型コロナウイルスの感染拡大が騒がれるようになってから、家にいる時間、座っている時間が長くなり、運動量が低下し、ストレスを感じることも多くなったため、呼吸が浅い人が増えているのではないでしょうか。

そして、浅い呼吸は体にさまざまなダメージを与えます。

まず、呼吸が浅いと、体内に取り込める酸素の量が少なくなるため、体の細胞が酸素不足に陥ります。

中でも、脳の神経細胞は、**普通の筋肉細胞の約20倍の酸素を必要とする**といわれており、浅い呼吸による酸素不足の影響を強く受けることになります。

自律神経のバランスも崩れます。

呼吸筋の中でも、特に大きく重要な横隔膜には自律神経が集中しているのですが、呼吸が浅く、横隔膜を十分に動かせない状態が続くと、自律神経のバランスが崩れ、交感神経優位な状態が続くようになります。

すでにお伝えしたように、交感神経が優位だと、しっかりと息を吐くことが難しくなるため、ますます呼吸が浅くなってしまいます。

免疫力は、副交感神経優位の状態で正常に活発に働くため、交感神経優位な状態が長いと、免疫力も低下します。

交感神経優位な状態では、血流も悪くなります。

その結果、次のような心身の不調が表れやすくなります。

・内臓の働きが低下して代謝が悪くなるため、老廃物がたまり、冷えやむくみ、肩こり、便秘などが起こりやすくなる。

また、太りやすくなったり、疲れやすくなったりする。
・風邪などの感染症にかかりやすくなる。
・不安やストレスを感じやすくなる。

しかも、使われない筋肉は柔軟性を失い、動きが鈍くなるため、一度浅い呼吸が習慣になってしまうと、呼吸筋が衰え、ますます浅い呼吸しかできなくなるという悪循環が生まれます。

こうした状況に陥るのを避け、日々を生き生きと健康に過ごすためにも、ぜひやっていただきたいのが、**丹田呼吸**です。

毎朝、意識的に深い呼吸を行えば、体中の細胞に十分な酸素が送られるようになり、自律神経のバランスが整い、血流や内臓の働きが良くなって、免疫力がアップします。新陳代謝も活発化し、体のさまざまな不調が改善されるでしょう。

毎朝の丹田呼吸によって呼吸筋が鍛えられれば、ふだんの呼吸も自然に深くなっていくはずです。

ちなみに、年齢を重ねれば重ねるほど、気道や胸壁の弾力性が失われ、呼吸筋の力が弱くなり、呼吸機能は衰えていきます。

ですから、特に高齢者の方には、無理のない範囲でかまいませんから、継続的に丹田呼吸を行い、呼吸筋を維持していただければと思います。

なお、ここでは朝活の一つとして丹田呼吸を紹介していますが、できれば夜、寝る前にも丹田呼吸を行うことをおすすめします。

朝の丹田呼吸は、**一日を元気に乗り切るための気力を与え、夜の丹田呼吸は、安らかで質の良い眠りをもたらしてくれる**はずです。

強いストレスを感じたとき、悩みごとがあるときなども、丹田呼吸をしてみるといいでしょう。

丹田呼吸には、セロトニンの分泌を促す作用もあります。

セロトニンは神経伝達物質の一種で、脳内に分泌され、神経細胞を活性化させる働きをしており、精神の安定や睡眠に深く関わっています。

セロトニンが十分に分泌されると、ストレスが軽減され、心がリラックスし、ポジティブな状態になるため、「幸せホルモン」ともいわれています。

丹田呼吸によって脳に酸素が送られ、セロトニンが分泌されれば、気分がスッキリして、良い解決策なども浮かぶかもしれません。

日光浴とリズミカルな運動で、セロトニンの分泌と活性化ビタミンDの合成を促す

朝活の3つ目は、「日光浴」です。

乾布摩擦や丹田呼吸もやり方はシンプルでしたが、日光浴はさらにカンタンです。曇りや雨の日を除き、とにかく毎朝、起床直後できれば約30分以内に10分程度、日光を浴びればいいのです。

その際、たとえば、床に寝転がってユラユラと全身を動かすとか、散歩をするとか、体をリズミカルに動かしながら浴びていただけると、ベターです。

もちろん、通勤時、駅まで歩きながら、あるいは自転車に乗りながら日光を浴びる

だけでもかまいません。

やることはたったこれだけですが、日光浴には次のような効果があります。

・体内時計がリセットされ、夜、眠りにつきやすくなる。
・セロトニンの分泌が促される。
・活性化ビタミンDの合成が促される。

次に、朝の日光には、体内時計を整える作用があります。
体内時計とは、人間の体内で、一日周期で生体リズムを刻むもので、睡眠と覚醒《かくせい》のリズム、一日の血圧の変動、ホルモン分泌のタイミングなど、体のさまざまな機能のバランスを調整しています。

睡眠時、体内では副交感神経が優位になっており、目が覚めると同時に交感神経が優位になりますが、起床直後、約30分以内に日光を浴びることで、副交感神経から交感神経への切り替えがスムーズに行われ、体内時計が整えられるのです。

加えて、朝の日光を浴びると、夜間に、催眠《さいみん》作用を持つホルモン「メラトニン」の分泌量が増えることも明らかになっています。

夜、スムーズに眠りにつき、質の高い睡眠をとるためにも、日中に眠くなったりしないためにも、朝の日光浴は大事なのです。

また、日光浴をすると、**精神の安定や睡眠に深く関わっている神経伝達物質**「セロトニン」の分泌が促され、疲労感やストレスが軽減されますが、リズミカルな運動をしながら浴びることで、その効果がさらに高まることがわかっています。

リズミカルな運動には、自律神経のバランスを整える効果もありますから、ぜひ実践してみてください。

さらに、日光に含まれる紫外線B波には、人間の皮膚細胞で、食事によって摂取したビタミンDを活性型ビタミンDに変換する作用があります。

活性型ビタミンDには、小腸でのカルシウムの吸収を助け、骨を成長させ、骨の健康を維持する働きがあり、最近では、がんを患う人は、血液中の活性型ビタミンD濃度が低下しているとの研究報告もあります。

ビタミンDは魚介類やきのこ類に多く含まれているのですが、食事によって摂取したビタミンDが作用するためには「活性型ビタミンD」に変換される必要があり、活性型ビタミンDに変換されるためには、日光に含まれる紫外線が必須なのです。

年齢を重ねると、ビタミンDが不足しがちになります。

ビタミンDが不足すると、カルシウムの吸収力が低下して骨がもろくなったり、免疫力が低下したりしやすくなり、血液中のビタミンDが少ない人は、生活習慣病になるリスクも高くなるといわれています。

ですから、特に高齢者の方は、ぜひ日光浴を毎朝の日課にしてください。

なお、屋内で日光浴をする場合は、必ず窓を開けましょう。ガラスは紫外線を通しません。

セロトニンの分泌はガラス越しの光でも十分ですが、ビタミンDは、紫外線を浴びないと活性化されないのです。

このように、健康面でさまざまなメリットが得られる日光浴ですが、紫外線の浴びすぎには注意が必要です。

過剰に紫外線を浴びると、体の細胞を錆びさせる活性酸素が発生し、シミやシワができやすくなります。

特に春から夏にかけて（4～8月ごろ）は紫外線が強いため、「日陰を利用して日光を浴びる」「日焼けを避けたい部位には日焼け止めを塗る」など、きちんと対策をとりましょう。

日光に当たると蕁麻《じんま》疹《しん》や湿疹《しっしん》ができる日光過敏症の人も、無理な日光浴は避けるようにしてください。

おわりに

悲しいことですが、年齢を重ねれば、誰にでも健康不安が生じてきます。

以前のような元気がなくなってきた。
便秘がつらくなってきた。
関節が痛くなりはじめた。
血圧が高くなってきた。
糖尿病を患った。
眠りが浅くなってきた。
気持ちの落ち込みが激しい。
がんを発症した。

など、健康不安の悩みは人それぞれです。

私の場合は、舌がんや口腔内《こうくうない》がんの再発を心配しています。30歳代前半に、口腔内に前がん病変である「白板症《はくばんしょう》」が出現し、40歳のときに、その一部が「がん化」しました。

口腔内には、いまだに白板症が存在しており、3か月に1回のペースで専門医の診察を受けています。

このように、生きている限り、人は健康不安から逃れることはできません。

少しでもそうした不安を和らげるためには、「病気を遠ざける生き方」を実践するしかないと、私は思っています。

「早寝早起きをして、規則正しい生活を送る」「野菜を十分に食べる」「できるだけストレスをためない」など、病気を遠ざける方法はいろいろとありますが、私は自分の専門である内分泌・代謝の知識と経験を踏まえ、前著『「空腹」こそ最強のクスリ』

および本書で、「空腹」を利用した健康法を提案しています。

本文中にも書きましたが、現代を生きる私たちは、常に「食べている」状態にあり、全身の細胞は「ブドウ糖代謝」をしていますが、空腹になると、ブドウ糖の供給が減少し、細胞の代謝状態は「ケトン体代謝」にがらりと変化します（これを「メタボリックスイッチ」といいます）。

細胞がケトン体代謝になると、「抗酸化作用が発揮される（活性酸素が減る）」「傷ついたDNAが修復される」「オートファジーの働きが活発化する」といったことが起こるようになります。

また、メタボリックスイッチが長時間続くと、「内臓脂肪が減少する」「血圧が低下する」「抗炎症作用が継続する」「腸内環境が改善される」といったことが体内で起こり、病気を遠ざけます。

まさに「『空腹』こそ最強のクスリ」なのです。

本書では、みなさんに、最強のクスリである「空腹」を体感していただくため、週

1回、16時間のプチ断食を提案しています。

週1回16時間の空腹体験で、少しでも体に良好な変化を感じ取れたら、ぜひ時間を延ばし、回数を増やしてみてください。

逆に、「16時間のプチ断食も無理」という方は、12時間程度のプチ断食から始めてみましょう。

もし空腹でつらくなったら、ナッツなどを食べながら、断食を楽しんでください。

世の中にはさまざまなダイエット法がありますが、そのほとんど（いや、全部と言ってもいいかもしれません）が失敗に終わるのは、方法に「無理」があるからです。

無理があるダイエット法は、決して長続きせず失敗に終わります。

健康法も同様で、無理がある健康法は継続できず失敗に終わります。

本書で私が提唱した「内臓リセット健康法」も、継続しなければ健康を享受できませんし、継続するためには、楽しく実践できなければいけません。

ですから、みなさんには楽しく心地良く、空腹を体験していただきたいと思っています。

まずは、プチ断食できそうなタイミングを見つけて、気軽に実践してみてください。先ほどもお話ししたように、最初から16時間のプチ断食を行うのが難しいようであれば、12時間でかまいません。

断食を始めて数時間程度たつと、胃腸が軽く感じられるようになり、意識が鮮明になり、「心地良さ」のようなものを体感できるはずです。

空腹による心地よさを体感できたら、次は16時間を目指して、空腹の時間を延ばしてみましょう。

空腹がつらくなってきたら、無理せず、スーパーフードであるナッツを食べながら、楽しく空腹時間を過ごしてください。

このようにしてプチ断食を継続的に実践していくと、徐々に「空腹力」が鍛えられ、ナッツの力を借りなくても、楽に16時間のプチ断食を実践できるようになります。

週1回の16時間プチ断食を無理なく実践できるようになれば、少しずつ回数を増やしてみましょう。

毎日16時間のプチ断食が実践できるようになれば、より健康を享受《きょうじゅ》できるようになるはずです。

さらに、本書でご紹介している簡単な運動を週に2回行えば、プチ断食の唯一のデメリットともいえる「筋肉量・筋力の低下」を防ぎ、しかもオートファジーの働きを、より活発化させることができます。

本書をとおして、みなさんの健康不安が解消されることを願ってやみません。

青木　厚

がんを克服した糖尿病医が考案!

弱った体を修復する 内臓リセット健康法

発行日　2020年10月31日　第1刷
発行日　2021年 1月13日　第2刷

著者　　青木厚

本書プロジェクトチーム
編集統括　柿内尚文
編集担当　栗田亘
デザイン　小口翔平（tobuhune）
制作協力　田代貴久（キャスティングドクター）、相良直人
編集協力　村本篤信
校正　荒井順子
DTP　廣瀬梨江
写真　内藤拓
モデル　加藤里奈（スプラッシュ）
ヘアメイク　田中いづみ
イラスト　石玉サコ

営業統括　丸山敏生
営業推進　増尾友裕、藤野茉友、綱脇愛、大原桂子、桐山敦子、矢部愛、寺内未来子

販売促進　池田孝一郎、石井耕平、熊切絵理、菊山清佳、吉村寿美子、矢橋寛子、遠藤真知子、森田真紀、大村かおり、高垣真美、高垣知子
プロモーション　山田美恵、林屋成一郎

編集　小林英史、舘瑞恵、村上芳子、大住兼正、菊地貴広
講演・マネジメント事業　斎藤和佳、志水公美
メディア開発　池田剛、中山景、中村悟志、長野太介、多湖元毅
総務　生越こずえ、名児耶美咲
管理部　八木宏之、早坂裕子、金井昭彦
マネジメント　坂下毅
発行人　高橋克佳

発行所　株式会社アスコム

〒105-0003
東京都港区西新橋2-23-1　3東洋海事ビル
編集部　TEL：03-5425-6627
営業部　TEL：03-5425-6626　FAX：03-5425-6770

印刷・製本　中央精版印刷株式会社

Printed in Japan ISBN 978-4-7762-1103-7